장 상 학

장상학

정통침뜸교육원 교재위원회 엮음

정통침뜸연구소

책을 펴내며

무릇 생명은 스스로 건강하게 살고자 한다. 천지간에 우뚝 각자의 생존체계를 갖추고, 세상 만물과 더불어 살아가는 것이다. 의술은 이 모든 생명이 건강을 회복하기 위한 방편에서 나왔다. 따라서 의술은 어느 누구도 사사로이 소유해서는 안 되는 자연(自然)의 도술(道術)인 것이다. 이를 일러 인술(仁術)이라 한다. 하지만 우리의 의술은 상술(商術)의 하나로 전락해버렸다는 것이 부인할 수 없는 현실이다.

최근 반세기 정도의 짧은 기간 동안 우리는 농경사회-산업사회-정보사회라는 세 시대를 한꺼번에 겪고 있다. 이에 따른 사회환경과 자연환경의 큰 변화를 마주한 우리 모두에게는 심신의 건강을 지키는 일이 더없이 중요하게 대두되고 있다. 질병은 늘어나고 있는 가운데서 의술은 상술로 되어 병 고치는 일보다도 돈버는 일에 더 치중하는 양상을 띠고 있다. 그리하여 자연의 도를 거스르고 생명의 조화를 깨뜨리는 쪽으로 치닫고 있다. 수 천 만년 동안 서민들의 병고를 고치며 발전시켜온 민간의술도 돈벌이에 미치는 영향에 따라 왜곡되어왔고, 일부 집단의 이익추구 수단으로 전락해버린 현실이다. 지금 이 땅에는 인술회복운동이 절실하다.

이런 시기에 『장상학』을 편찬해내는 뜻은 각별할 수밖에 없다. 이 책은 탁월한 우리의 전통민간의술인 침과 뜸을 살려 국민들에게 되돌려주고, 나아가 전세계 인류가 침뜸으로 건강하게 살 수 있도록 노력하는 분들을 위하여 만들었다. 이 책으로 공부한 사람들은 침과 뜸을 연구·보급하며 문화유산을 전승하는 지킴이가 되고, 홍익인간의 정신을 오늘에 되새기며 인술을 베풀고, 침뜸의 계승·발전을 위한 제도를 마련하고, 마침내 건강한 삶, 온전한 세상을 만들어나가는 데 기여해주길 바란다.

2003년 1월
정통침뜸교육원 교재위원회
위원장 김남수

장상학/차례

1. 장상학의 기본개념

장상학(臟象學)은 침뜸의학 기초이론의 중요한 구성 요소이며 인체 생리와 병리현상의 관찰을 통한 인체 각 장부기관의 생리기능·병리변화에 따른 상호 관계를 연구하는 분야이다.

「장(臟)」 자(字)는 고대에 ' 저장한다.'는 의미에서 "장(藏)"이라 썼는데, 인체 내부에 깊숙이 저장한다는 의미와 정기(精氣)를 저장한다는 의미를 동시에 지니고 있다. 인체 장기(臟器)의 정기를 깊숙이 저장한다는 의미이다. 인체의 각 장기(臟器)를 가리키는 「상(象)」 자(字)는 '상징(象徵)', '형상(形象)', '현상(現象)'의 뜻으로, 바로 내장의 형상을 의미한다. 내장은 인체 내부에 있어 외부에서 쉽게 관찰할 수 없는 관계로 체외에 나타나는 현상과 징후를 통해 유추하는 게 일반적이다. 이런 연유로 상(象)은 장부의 생리활동, 병리변화와 함께 인체의 외형, 동태, 색깔 등 외적인 상징으로 반영되는 것을 가리킨다. 이렇듯 「장상(臟象)」은 인체 내장기관의 형태구조와 외부로 나타나는 현상과 증후와의 상관관계를 일컫는다.

"장상(臟象)"이라는 단어는『소문·육절장상론편』에 "장상(臟象)은 무엇인가?1)"라 하여 처음으로 나타난다. 장상학은 장부와 그에 상응하는 외부기관이나 조직에 나타나는 현상과 증후를 통하여 체내 장부의 생리기능·병리변화 및 상호관계를 연구하는 학문으로 외부로 표현되는 징후는 내장의 기능변화를 객관적으로 반영하므로 장부의 생리기능·병리변화를 인식하는 근거가 된다. 이에『내경』에서는 "밖으로 응함을 보아서 그 내장의 변화를 안다" 2)고 하였다.

2. 장상학의 기본내용

장상학(臟象學)은 개괄적으로 설명하면 두 가지로 나눌 수 있다. 하나는 오장(五臟)·육부(六腑)·기항지부(奇恒之腑)와 오관(五官)·오체(五體)와의 관계 장부조직과 외부 기관 사이의 관계이다. 다른 하나는 인체의 내장조직의 형성과 생명활동의 기본적 물질인

---

1) 臟象何如『素問·六節藏象論』
2) 視其外應, 以知其內臟, 則知所病矣.

기(氣)·혈(血)·진액(津液)과 장부와의 관계이다.

장상학은 장부(臟腑)를 기초로 한다. 장부는 생리기능의 특징을 근거로 하여 장(臟)·부(腑)·기항지부(奇恒之腑) 세 종류로 나눈다. 장(臟)은 간(肝)·심(心)·비(脾)·폐(肺)·신(腎)으로 오장(五臟)이라 하고, 부(腑)는 담(膽)·소장(小腸)·위(胃)·대장(大腸)·방광(膀胱)·삼초(三焦)로 육부(六腑)라고 한다. 기항지부(奇恒之腑)는 뇌(腦)·수(髓)·골(骨)·맥(脈)·담(膽)·여자포(女子胞)를 말한다.

이 외에도 이(耳)·목(目)·구(口)·비(鼻)·설(舌)을 오관(五官)이라 하고, 피모(皮毛)·기육(肌肉)·근(筋)·맥(脈)을 오체(五體)라고 하는데 장부의 생리기능과 병리변화를 반영한다.

오장은 기화작용을 통해 새로운 물질을 생성하고 정기(精氣)[영양분, 에너지]를 저장하는 작용을 한다. 〔藏精氣〕육부는 수곡(水穀)을 담아내고 그 대사물질을 전달하는 기능을 한다. 〔傳化物〕그래서 오장의 운동방식은 저장하여 흘려보내지 않아 정기로 가득 차지만 유형의 실물로 차지 않는다고 하여 "장이부사, 만이부실(藏而不瀉, 滿而不實)"이라 하고, 육부의 운동방식은 흘려보내기만 하고 저장하지 않아 유형의 실물로 가득 차긴 하여도 정기로 충만하진 않는다하여 "사이부장, 실이불만(瀉而不藏, 實而不滿)"이라고 한다.3)

기항지부(奇恒之腑)는 형태는 부(腑)와 유사하고, 생리기능은 장(臟)과 유사한 특징을 갖고 있어, 기이하면서도(奇) 언제나 변하지 않는 항상성(恒)을 지녔다는 의미로 기이할 기(奇), 항상 항(恒)을 써서 기항지부(奇恒之腑)라고 한다.

기(氣)·혈(血)·진액(津液)의 생성과 분화와 운화·분포는 각기 다른 장부의 기능 활동을 통한 협조·조화로써 완성될 수 있으며, 장부(臟腑)의 각종 기능 활동 역시 반드시 기(氣)·혈(血)·진액(津液)을 물질기초로 삼아야 한다. 이것은 장부(臟腑)와 기(氣)·혈(血)·진액(津液)의 생리와 병리가 밀접한 관계가 있음을 설명해 준다.

장상학은 오장이 중심이 되는 정체관념(整體觀念)의 반영으로 내부에서는 오장과 육부 간의 대응, 외부에서는 오장과 오체(五體), 오관구규(五官九竅)와의 상호대응관계를 통해 형성한 것으로 내외대응, 단계적 중첩의 복잡한 체계를 갖는 학문이다.

---

3) 所謂五臟者, 藏精氣而不瀉也, 故滿而不能實, 六腑者, 傳化物而不藏, 故實而不能滿也.
　『素問·五臟別論』

3. 장상학의 형성과 발전

　　장상학(臟象學)은 이미 『내경』에서 비교적 완전한 이론체계가 형성되었다고 볼 수 있다. 장상학의 형성은 고대인들이 장기간에 걸친 질병치료의 과정과 실생활 과정 중에서 정상적인 생리현상과 병리 반응이 다르다는 것을 관찰하게 되고, 장부의 정상 상태나 이상 활동과 밀접한 상관성이 있다고 인식함으로써 형성되었다. 이러한 정상 상태와 이상 반응은 외부 환경과 일정한 관계를 맺는다. 또한, 세밀한 관찰로 어떤 장부의 정상이나 이상 변화가 몸밖의 일정 부위로 표현되어 나타남을 알았고, 동시에 사람의 시체 해부를 통해 인체 각 내장의 형태·성질·부위를 관찰함으로써 인체 외부의 표현과 내장 생리기능 및 병리변화 사이의 관계를 연구하고 탐색하게 되었다. 장상학의 형성기초는 대개 다음과 같다.

1) 고대(古代)의 해부학 지식

　　고대 의가(醫家)들의 오장육부 및 기항지부에 대한 형태학상의 인식은 대부분 인체 해부경험을 통하여 얻어진 것이다. 은허(殷墟)에서 출토된 갑골문자(甲骨文字)를 보면 일찍이 기원전 1,400년경에 이(耳)·목(目)·구(口)·비(鼻)·수(首) 등의 여러 인체기관 명칭이 기재되어 있다. 이는 당시에 이미 인체기관의 부위와 작용이 다르다는 것을 알았기 때문에 전용명사를 사용한 것이라고 미루어 짐작해 볼 수 있다.

　　『사기(史記)·편작창공열전(扁鵲倉公列傳)』에는 유부(兪跗)가 복부를 절개하여 질병을 치료한 기술이 기록되어 있다. 이러한 기록은 고대에 이미 인체를 해부할 수 있는 의사가 있었음을 나타내고 있다.

　　『내경』에서는 인체를 해부하여 장부(臟腑)를 관찰한 것에 관해 더욱 상세히 기술하고 있다. 『난경(難經)·사십이난(四十二難)』에서는 장부의 대소, 장단, 용적, 중량, 형태 등을 구체적으로 기재하고 있다. 그 중 많은 기록들이 현대 해부학과 거의 유사하다. 동한(東漢)시대의 명의(名醫)인 화타(華陀)는 해부지식을 이용하여 질병에 대한 외과적 수술을 시도하였다.

　　"심(心)은 혈맥(血脈)을 주관하고, 폐(肺)는 호흡을 주관하며, 위(胃)는 수곡(水穀)이 모이는 곳이고, 소장(小腸)은 액(液)을 주관하며, 대장(大腸)은 조박(糟粕 ; 찌꺼기)의 전화 (傳化 ; 전도, 전달, 운송)를 주관한다." 등의 장부의 주요 생리기능을 이해함에는 모두 이러한 초보적인 해부 지식에 그 기초를 두고 있다.

2) 생활관찰

의학이란 인간의 일상생활과 유리될 수 없는 것이므로 오랜 생활에서 체험한 인체변화를 관찰하여 장부의 생리와 병리변화의 규율을 인식하고 규정한 결과이다. 예를 들어 체표의 어느 부위가 어떤 사물의 접촉이나 자극에 대하여 시리거나 묵직한 감각 등이 발생하고 이러한 감각이 신체의 어느 방향으로 전도되고 퍼지는가 하는 현상을 귀납하여 체표 부위에 나타나는 자극에 대하여 그 내재하는 전도통로가 있음을 연상하게 되었다. 이러한 경험 이후에 경락(經絡)과 경혈(經穴)을 이해하는 기초가 되었다.

3) 반복된 임상경험

장기간에 걸친 임상 경험의 축적은 장상학을 형성하는 풍부한 기초가 되었다. 예를 들어 체표의 어떤 점을 자극하여 어떤 내장의 질환을 치료할 수 있음을 알게된 이후부터 체표의 일정한 점은 어떤 내장과 연계되어 있음을 연상하게 되었고 또한, 일정한 수의 점을 연결한 선으로부터 경락의 모양을 인식하게 되었다.

4) 고대 철학사상의 흡수

장상학의 형성은 위의 세 가지 이외에도 정기학설(精氣學說)로부터 기(氣)의 기본개념을 형성하게 되었고 음양과 오행학설의 이론을 빌어서 그 이론체계를 완성했다. 물론 침뜸의학에서의 장부는 해부학적 형태의 기초 위에서 형성되었으나 당시의 시대적인 상황에 따라 해부학에 바탕을 둔 구조적 이해보다는 그 시기에 유행한 음양오행론에 기초하여 장부활동의 현상적인 측면들을 연구하려는 경향이 우위를 차지하였다.

4. 장상학의 주요특징

1) 오장을 중심으로 하는 정체관(整體觀)

장상학의 특징은 인체를 구성하는 각 부분을 유기적 통일체의 관점에서 파악하고자 하는 것이다. 인체의 유기적 정체는 오장계통이 기초가 되며, 오장을 중심으로 육부(六腑)·조직·기관·경락 및 정신·정지(情志; 감정)활동이 전체 생명활동의 과정 중에 본질적이고 유기적인 연계로 상호 영향을 미친다. 장상학은 이를 바탕으로 생명현상을 기술, 분석, 분류한다.

계통 (系統)	오장 (五臟)	육부 (六腑)	오체 (五體)	오관 (五官)	오화 (五華)	오지 (五志)	오신 (五神)	오액 (五液)
간계통	간	담	근(筋)	목(目)	조(爪)	노(怒)	혼(魂)	눈물(淚)
심계통	심	소장	혈맥(血脈)	설(舌)	면(面)	희(喜)	신(神)	땀(汗)
비계통	비	위	육(肉)	구(口)	순(脣)	사(思)	의(意)	군침(涎)
폐계통	폐	대장	피(皮)	비(鼻)	모(毛)	우(憂),비(悲)	백(魄)	콧물(涕)
신계통	신	방광	골수(骨髓)	이(耳)	발(髮)	공(恐)	지(志)	침(唾)

(1) 장(臟)과 장(臟)의 각각의 기능활동은 전체 생명활동의 상대적인 조절과 협동에 참여하여 조화를 유지한다. 예를 들어 기혈의 운행은 주로 혈맥(血脈)을 주관하는 심(心)과 폐의 종기(宗氣)에 의한 공동작용에 의하지만 비(脾)의 생화(生化), 통섭(統攝), 간(肝)의 소설(疏泄)과 장혈(藏血), 신(腎)의 자양(滋養) 등에 의하여 비로소 기혈의 생성과 운행이 완성된다. 이처럼 오장은 비록 기능 차이가 있으나 서로 협조하여 생명활동을 영위한다.

(2) 장(臟)과 부(腑)는 상호 표리를 이룬다. 장과 부는 경맥의 속락(屬絡)관계를 통하여 폐합대장(肺合大腸), 심합소장(心合小腸), 비합위(脾合胃), 간합담(肝合膽), 신합방광(腎合膀胱)으로 표리(表裏)배합의 관계를 형성한다. 또한, 생리기능에서 상이한 특징이 있으나 서로 협조하고 영향을 주면서 생명활동을 영위한다.

(3) 오장과 조직기관사이에도 기능상 연계성이 있다. 즉, 외부에 있는 관규(官竅), 피육(皮肉)등 조직기관의 변화는 내장정기(內臟精氣)의 성쇠(盛衰)를 반영하니 『내경』에서는 "오관(五官)이 바로 오장(五臟)의 기(氣)가 나타나는 곳이다."[4]라고 하였다.

(4) 기혈의 운행을 통하여 전신을 연락하는 중요한 계통인 경락은 12경맥, 기경팔맥 및 무수한 지맥(支脈), 별락(別絡), 손락(孫絡), 부락(浮絡)으로 인체의 장부와 형체조직을 연결한다. 예를 들면 오장육부는 각각 소속된 경맥이 있으며 각 경맥은 오장육부에서 발원하여 장부와 체표지간을 연락하는데 안으로는 십이경맥의 속락으로 장과 부의 표리관계를 형성하고 밖으로는 사지백해(四肢百骸), 오관구규(五官九竅), 근육피모(筋肉皮毛) 등과 연계한다.

(5) 인체는 영양, 전도, 연계기능의 전도물질인 정(精)·기(氣)·혈(血)·진액(津液) 등을 장부조직 기능활동의 물질기초로 삼는다. 즉, 정(精)·기(氣)·혈(血)·진액(津液)은 장부(臟腑)와 조직사이를 연계하는 중요한 매개체이다.

이처럼 오장을 중심으로 하는 인체의 유기적 정체는 오장의 생리활동을 이해하는 근거가 되므로 이를 통한 오장의 생리, 병리의 정확한 인식은 질병의 진단 및 임상의 변증논치(辨證論治)를 위한 기초가 된다.

2) 천인상응(天人相應)

침뜸의학에서는 사람과 자연의 관계를 동일한 근원과 동일한 구조의 기기(氣機)가 상응하는 유기적 통일체로 인식하여 상호연관성을 중시하였다. 이를 천인상응 또는 천인상참(天人相參)이라 한다.

『내경』에서 "사람은 천지의 기로 생하고 사시의 법으로 형성 된다."[5]고 했듯이 인체와 자연계의 밀접한 관계에 대하여 천인상응의 학술관점을 정립하였고 이를 생명활동을 연구하는 기준으로 삼았다.

---

4) 五官者, 五臟之閱也. 『靈樞・五閱五使』
5) 人以天地之氣生, 四時之法成. 『素問・寶命全形論』

고인들은 오행론에 근거하여 천인상응을 주로 자연계의 오시(五時)·오방(五方)·오기(五氣)·오화(五華) 등과 오장을 밀접하게 연계함으로써 사람과 자연이 상응하는 관계를 체계화하고 이를 생명활동 규율을 인식하는 기본 틀로 제시하였다.

침뜸의학에서는 기후변화에 따른 생물의 생리변화를 춘생(春生), 하장(夏長), 장하화(長夏化), 추수(秋收), 동장(冬藏)으로 개괄하고 있다. 봄·여름엔 양기가 발산되어 외부로 나오게 되므로 피부가 성글어 땀구멍이 느슨해져 땀이 잘 나게 되고, 가을·겨울이 되면 양기가 수렴되고 저장되는 경향이 있으니 기혈이 안으로 맺혀 피부가 조밀해지니 자연스럽게 땀구멍이 오그라들어 땀이 잘 나지 않게 된다.

일반적으로 대부분의 질환은 그 증상이 낮에는 비교적 가벼워졌다가 밤이 되면 심해지는 주기성을 나타낸다. 이는 밤낮의 변화에 따른 양기의 성쇠가 인체에 미치고 있기 때문이다.

3) 항동관(恒動觀)

항동관은 모든 사물이 끊임없이 운동변화한다는 전제 하에서 자연과 인간을 관찰한다. 인체는 생명력이 있는 유기체이므로 생명활동 역시 끊임없이 변화한다는 동태적 관점에서 생명현상의 규율을 파악한다. 인체 생명활동의 동태(動態)는 기의 승강부침(昇降浮沈)을 기본으로 하는 기의 운동변화인 기기(氣機)가 기초가 되며 이는 죽어있는 시체를 대상으로 하는 정태적(靜態的)생명체의 이해관이라 할 수 있는 해부학의 한계성을 극복하는 것이라 할 수 있다.

4) 상(象)을 관찰하여 내장의 생리활동 규율을 파악한다.

장상학에서는 내장이 외부로 발현하는 현상을 관찰하여 장부의 기능변화는 물론 생리활동의 규율을 파악하고자 하였다. 이렇게 외부로 드러나는 기능 활동의 현상을 개괄하고 객관화하여 생명의 본질과 현상을 인식하는 것을 '이표지리(以表知裏)'라 한다.

외부로 표현되는 현상과 사물내부의 장부조직은 긴밀하게 연결된다. "밑에 진창이 있으면 지상에 갈대와 부들이 자라는 이치를 근거로 하여, 인체외형의 강약을 관찰함으로써 기혈의 다소를 추론한다."[6]고 하였다. 지면에 자라는 갈대의 홍쇠(興衰)가 수토(水土)의 비옥함과 척박함을 반영하는 것과 마찬가지로 유기체 외부의 각종 표현은 내장의 생리활동과 연결되어 상응한다. 예를 들면, 혈색이 좋고 원기가 왕성하며 정신이 맑고 설색(舌色)이 담홍색이며 맥상(脈象)이 완만하고 힘이 있는 상태는 심장의 기능이 정상임을 반영한다. 장상론 형성 당시의 과학기술 수준의 한계로 심장의 실체(實體)를 상세히 이해할 수 없었으나, 의가(醫家)들은 오랜 세월에 걸친 임상경험과 관찰로 면(面)·설(舌)·맥(脈)·정신(精神) 등의 각종 변화가 심장의 생리활동과 관계함을 인식하고, 면색(面色)·설상(舌象)·맥박(脈搏)·정신활동 등 가시적 징상(徵象)을 관찰하여 심장의 기능적 활동의 정상여부를 파악할 수 있었다. 장상학(臟象學)은 유기체의 동태(動態)에서 관찰한 비고립적인 표상을 정보로 하고, 나를 추론하여 그를 알고, 표(表)를 추론하여 이(裏)를 아는 간접적인 방법으로 내장의 활동규율을 파악하고자 하였다. 이른바 외재적 반응을 관찰하여, 내장을 파악하는 방법이다.

장상학의 형성은 일정한 고대 해부학 지식을 기초로 하고 있으나 이것의 발전은 주로 내부의 것은 꼭 외부로 나타난다는 관찰과 연구방법에 의거하였으므로 이 연구결과는 인체의 해부학적 장부의 범위를 훨씬 초과하여 독특한 생리, 병리학 이론체계를 형성하였다. 때문에 장상학 중의 간(肝), 심(心), 비(脾), 폐(肺), 신(腎) 등 장부의 명칭은 현대 인체해부학의 장기 명칭과 같으나 생리, 병리적 의의에서는 차이가 있다.

예를 들어 침뜸의학에서 말하는 심(心)의 장신(藏神), 간(肝)의 소설(疏泄), 비(脾)의 운화(運化), 폐(肺)의 통조수도(通調水道), 신(腎)의 장정(藏精) 등은 모두 현대 인체해부학적 장기의 생리기능으로 설명하기가 어렵다. 이것은 장상학(臟象學)중의 장부(臟腑)는 단순히 하나의 해부학적인 개념이 아니라 더욱 중요하게는 인체 어느 한 계통의 생리와 병리 개념을 포함하기 때문이다.

【복습문제】
1) 장상의 의미에 대하여 설명하시오
2) 장상학의 주요 사유특징에 대하여 설명하시오

---

6) 下有漸洳, 上生葦蒲, 此所以知形氣之多少也.『靈樞·刺節眞邪』

제2장

기 · 혈 · 진액

기(氣)·혈(血)·진액(津液)은 인체를 구성하고 생명을 유지하는 기본물질이며 장부(臟腑)·경락(經絡) 등 인체 조직기관의 생리활동을 통해 얻어진 산물이자, 이들 조직기관이 생리활동을 진행하는데 필요한 물질적 기초이다.

"기(氣)"는 끊임없이 운동하고 활동력이 매우 강한 아주 미세한 물질이며 "혈(血)"은 경맥(經脈) 속을 순행하면서 전신을 유양(濡養)하는 적색의 액체이고 "진액(津液)"은 인체에 있는 모든 정상적인 수액을 총칭한 것이다. 기(氣)·혈(血)·진액(津液)의 상대적 속성을 근거로 음양(陰陽)을 나누면 기(氣)는 동적이고 추동(推動)·온후(溫煦)작용을 하므로 양에 속하고, 혈과 진액은 정적(靜的)이고 자윤(滋潤)·영양(營養)작용이 있으므로 음에 속한다.

기·혈·진액의 생성과 유기체에서 진행되는 신진대사는 모두 장부·경락과 같은 조직기관의 생리활동에 의존한다. 이러한 조직기관이 생리활동을 진행하는데 있어서도 반드시 기의 추동작용과 온후작용 및 혈과 진액의 자윤(滋潤)·유양(濡養)에 의존한다. 그러므로 생리적 상황은 물론이고 병리적 상황하에서도 기·혈·진액과 장부·경락 등의 조직기관들 간에는 항상 서로 의존하는 관계가 존재한다.

이 밖에도 인체를 구성하고 생명활동을 유지하는 기본물질로는 "정(精)"이 있는데, "정"은 광의와 협의의 두 가지 의미를 가진다. 광의의 "정"은 모든 정미(精微)한 물질이며 기·혈·진액 및 음식에서 섭취한 영양물질이다. 협의의 "정"은 통상적으로 말하는 신(腎)에 저장된 정으로 인간의 생장·발육·생식과 직접적인 관계가 있다. 신(腎)에 저장된 정에 대해서는 제3장에서 다룰 예정이다.

제 1 절 기(氣)

1. 기의 기본개념

무엇을 기라고 하는가? 기는 고대인의 자연현상에 대한 하나의 고차원적 인식형태로, 우주를 구성하는 가장 기본적인 물질이며, 우주간의 일체 사물이 모두 기의 운동변화의 결과라고 보았다. 이러한 관점은 의학영역에 도입되어 몸을 구성하고 생명활동을 유지하는 가장 기본적인 물질을 기라고 인식하게 되었다.

침뜸의학에서 기는 다음 두 가지의 의미로 이해되는데 그 하나는 인체를 구성하고 인체 생명활동을 유지하는 정미물질로 수곡의 정기가 화생(化生)한 영기(營氣)·위기(衛氣)·종기(宗氣) 등이 이에 해당되고, 다른 하나는 장부·경락의 생리기능을 말한다. 예로 심기(心氣)·폐기(肺氣)·비기(脾氣)·위기(胃氣) 등이 있다. 즉 각 장부의 조직, 기관은 기에 의하여 호흡, 기혈의 운행, 진액의 화생과 분포, 정신활동 등 각각의 고유한 생리기능을 발휘하게 된다. 그러므로 기의 강약은 곧 생체활동의 성쇠로 나타나고 노화 및 질병의 발생에 직접 영향을 미친다. 즉 기는 인체 생명활동 및 각 조직기관 활동의 원동력이다.

1) 우주를 구성하는 가장 기본적인 물질이다.

고대 철학자들은 세상의 모든 것은 기로 이루어졌다고 인식하였다. 춘추전국시대의 장자(莊子)는 "천하는 단지 하나의 기일 따름이다"[1]라고 하였다.

기는 우주에 두 가지 형태로 존재한다. 그 하나는 사방으로 퍼져 극렬하게 운동하는 것으로서, 아주 미세하고 사방에 퍼져 있으며 끊임없이 움직이기 때문에 육안으로 직접 볼 수 없다. 즉 "무형의기(無形之氣)"라 하는 것이다. 다른 하나는 미세하게 분산되었던 기가 응집하여 만질 수 있는 형체를 이룬다. 즉 "유형의기(有形之氣)"라 하는 것이다. 관습적으로 형체가 없는 기를 "기(氣)"라 하고 형체를 이룬 기를 "형(形)"이라 한다. 그러므로 "기가 모이면 형체를 이루고, 기가 흩어지면 형체가 없어진다."[2]고 하였다.

2) 인체를 구성하는 기본적인 물질이다.

『내경』에서 "인간은 천지의 기에 의존하여 태어나며 사시변화의 규율에 순응하면서 생활한다."[3], "천지의 기를 이어받아 태어나는 것을 사람이라 한다"[4]고 하였다. 이는 곧 인

1) 通天下一氣耳.『莊子·知北游』
2) 氣聚則形存, 氣散則形亡.『醫門法律』
3) 人以天地之氣生, 四時之法成.『素問·寶命全形論』
4) 天地合氣, 命之曰人.『素問·寶命全形論』

간은 천지의 기가 결합하여 태어나며, 천지의 기는 인체를 구성하는 가장 기본적인 물질임을 설명한 것이다.

3) 인체의 생명활동을 유지하는 데 필요한 기본적인 물질이다.

인체는 자연계에서 청기(淸氣)를 섭취해야만 생명을 유지할 수 있다. 인간의 생명활동은 인체에 있는 기의 운동과 변화이며 이것이 멈추면 생명을 잃게 된다.

『내경』에서 "하늘은 인체에 오기(五氣)를 공급하고, 땅은 인체에 오미(五味)를 공급한다. 오기는 코를 통해 들어와 심(心)·폐(肺)에서 저장되어 혈색을 좋게 하고 음성을 크고 낭랑하게 한다. 오미는 입으로 들어와 장(腸)·위(胃)에 저장되고 각각 좋아하는 장으로 들어가 오장의 기를 자양한다. 수곡의 기와 오장의 기가 서로 도와 진액을 화생(化生)함으로써 생명활동을 왕성하게 한다."5)고 하였다. 이는 "기(氣)"와 "미(味)"가 인체의 생명활동을 유지하는데 필수적인 물질임을 설명한 것이다. "미(味)" 역시 기에서 화생(化生)되거나 기가 모여서 형성된 것으로 사람이 생명활동을 유지하기 위하여 필요로 하는 모든 물질은 기이거나, 기에 의존해서 생성되는 것이다.

2. 기의 생성

인체의 기는 부모에게서 받은 선천의 정기와 출생이후에 자연계로부터 획득한 후천의 기인 수곡정기(水穀精氣) 및 자연계에 존재하는 청기(淸氣)에서 근원한다. 이것은 폐(肺)·비위(脾胃)·신(腎) 등 장부의 생리작용에 의해서 생성된다.

선천의 정기는 부모의 생식지정(生殖之精)에서 근원하는 것으로 인간이 출생하기 이전에 이루어진다. 예를 들면 『내경』에서 "인간의 생명은 모체의 음혈(陰血)을 기초로 하고, 부친의 양정(陽精)에 의존한다."6)고 하였으며, "남녀가 교합하여 태아가 형성되기 전에 '정(精)'이 먼저 존재한다."7)고 하였다. 선천의 정기는 인체를 구성하고 생명을 유지하는

---

5) 天食人以五氣, 地食人以五味, 五氣入鼻, 藏於心肺, 上使五色修明, 音聲能彰; 五味入口, 藏於腸胃, 味有所藏, 以養五氣, 氣和而生, 津液相成, 神乃自生. 『素問·六節藏象論』
6) 人之始生, 以母爲基. 『靈樞·天年』
7) 兩神相搏, 合而成形, 常先身生, 是調精. 『靈樞·決氣』

근본으로서 이것이 없이는 생명이 탄생할 수도 유지될 수도 없다. 그러므로『내경』에서 "정은 신체의 근본이다."8)라고 하였다. 인간이 태어나면 선천의 정기가 생장과 발육 및 생식을 주관한다.

수곡(水穀)의 정기는 음식물에서 근원하는 것으로 수곡정미(水穀精微) 또는 약칭하여 곡기(穀氣)라고 한다. 음식물을 섭취하면 비위의 운화기능에 의해서 정미물질로 바뀌고 전신에 퍼져서 인체의 생명을 유지하고 기혈을 생성한다. 그러므로『내경』에서 "사람은 음식물을 통해 기를 받아들이는데, 위(胃)로 들어간 수곡정미는 폐로 전달되고 다시 폐기의 유포작용에 의해 오장육부에 유포되므로 인체의 모든 기관이 기를 받아들이게 된다."9)고 하였다.

자연계의 청기(淸氣)는 폐의 호흡작용에 의하여 체내로 흡수된다. 인간은 모체에서 떨어져 나오는 동시에 호흡을 시작하여 청기를 흡입한다.

기의 근원과 생성과정을 살펴보면, 인체의 기는 선천적으로 받은 기, 음식물의 영양분 및 자연의 청기와 같은 후천적으로 받은 기로 나뉘며 그 생성과정은 신(腎)·비위(脾胃)·폐(肺)의 기능과 밀접한 관련을 갖는다. 신·비위·폐 등의 생리기능이 정상이면 체내에는 기가 충만해지며, 반대로 신·비위·폐 중 어느 하나라도 이상이 있거나 균형을 잃으면 기의 생성과 생리기능에 영향을 미친다. 만약 신(腎)의 저장기능이 저하되면 정기가 새어나가 충만하지 못하므로 선천의 기가 생리기능을 발휘하지 못하게 되며, 비위의 운화기능이 비정상적이면 음식물을 수곡정미로 바꾸는 작용이 저하되므로 담습(痰濕)이 발생한다. 또한 폐의 호흡기능이 실조되면 청기를 정상적으로 흡입할 수 없고, 체내의 탁기(濁氣)의 배출에도 영향을 미친다. 이러한 현상은 모두 기를 생성하는 근원에 영향을 미쳐서 기를 허약하게 함으로 각종 병리변화를 유발한다.

기의 생성과정에서 비위의 운화기능은 매우 중요하다. 인간은 태어나면서부터 음식물의 영양분에 의존하여 생명을 유지하는데 비위의 수납(受納)·부숙(腐熟)·운화기능(運化機能)은 음식물에서 영양분을 섭취하는 과정에 직접적으로 참여한다. 음식물이 정상적으로 소화·흡수되면 그 중 영양분은 수곡정기로 바뀌어 전신으로 공급된다. 안으로는 오장육부에 영양을 공급하고, 밖으로는 피부·근·육·골·맥 등을 튼튼하게 한다. 위로는 청규(淸竅)를 자윤(滋潤)한다. 동시에 운화기능을 통해 폐로 상행하여 폐의 선발과 숙강기

---

8) 夫精者, 身之本也.『素問·金匱眞言論』
9) 人受氣于穀, 穀入于胃, 以傳於肺, 五臟六腑, 皆以受氣.『靈樞·營衛生會』

능을 돕고 신의 선천적인 정기에 영양을 공급함으로써 생장·발육·생식기능을 촉진한다. 그러므로 "진기(眞氣)는 원기(元氣)라고도 하는데 신체가 형성되기 이전에 생기는 정기로서, 위기(胃氣)가 아니면 이를 자양(滋養)할 수 없다."[10]고 하였다. 비위가 수곡정미를 운화하는 기능은 기의 생성과정에서 매우 중요한 역할을 하므로 『내경』에서 "음식물을 한나절 이상 섭취하지 않으면 기가 쇠약해지고, 하루 동안 섭취하지 않으면 기가 감소한다."[11]고 하였다.

3. 기의 생리기능

기는 인체를 구성하고 생명을 유지하는데 가장 기본이 되는 물질이며, 인체에서 다양하고 중요한 생리기능을 담당한다. 그러므로 『난경(難經)』에서 "기는 인체의 근본이다."[12]라고 하였고, 『유경(類經)』에서 "인체에 생명이 싹트는 것은 모두 기에 의존한다."[13]고 하였다.

기의 주요한 생리기능은 추동(推動)·온후(溫煦)·고섭(固攝)·방어(防禦)·기화(氣化)·영양(營養)작용으로 여섯 가지가 있다.

1) 추동작용

기의 추동(推動)작용은 인체의 생장과 발육, 각 장부·경락 등 조직기관의 생리활동, 혈액의 생성과 순환, 진액의 생성·수송·배설 등을 추진하고 촉진하는 작용을 말한다.

인체를 생장·발육시키는 기의 작용에 관여한다. 『내경』에서 "남자는 64세, 여자는 49세가 되면 아이를 가질 수 있는 기가 다한다."[14]고 하였다. 이것은 정기가 인체의 생장발육을 추진하는 기능에 미치는 영향을 설명한 것으로 중년이 넘으면 신의 정기가 점차 쇠

---

10) 眞氣又名元氣, 乃先身生之精氣也, 脾胃氣不能滋之. 『脾胃論·脾胃虛則九竅不通論』
11) 故穀不入半日則氣衰, 一日則氣少矣. 『靈樞·五味』
12) 氣者, 人之根本也. 『難經·八難』
13) 人之有生, 全賴此氣. 『類經·攝生類』
14) 此雖有子, 男子不過盡八八, 女子不過盡七七, 而天地之精氣皆竭矣. 『素問·上古天眞論』

약해지기 때문에 신체도 이를 따라 쇠약해진다는 뜻이다.

　침뜸의학은 장부·경락 등 조직기관의 생리활동은 모두 기의 추동작용과 혈의 유양(濡養)작용 그리고 기혈의 조화에 의존한다고 본다. 즉 기 자체의 활동력과 승강출입 활동은 장부·경락 등 조직기관의 생리활동에 있어 매우 중요한 위치를 차지한다. 예를 들면 폐의 호흡작용은 폐기(肺氣)의 선발(宣發)과 숙강(肅降)에 의한 것이며, 비위의 운화작용은 비기(脾氣)의 승청(昇淸)과 위기(胃氣)의 강탁(降濁)에 의하여 이루어진다.

　기의 추동작용을 두 가지로 요약할 수 있다.

　첫째로, 기는 스스로 운동해서 혈액과 진액의 흐름을 추진한다. 둘째로, 기는 인체의 모든 조직기관이 정상적인 생리활동을 유지하도록 추진한다. 즉, 기는 자신의 활력 및 승강출입 운동을 통해 신체의 각종 생리활동을 자극하고 추동한다. 그러므로 만약 기가 부족하거나 기의 활동력이 약해지면 그 추동과 자극작용이 감퇴되어 인체의 각종 생리 저하를 유발한다. 이러한 현상은 청소년 왜소증(矮小症)이나 소아 조로증(早老症) 등과 같은 생장과 발육 이상을 야기하게 된다. 또한, 혈액과 진액의 생성에 영향을 미치면 혈액순환이 느려져 어혈(瘀血)이 발생하고 진액을 정체시키므로 담(痰)·습(濕)·수음(水飮)[15] 등을 형성한다.

2) 온후작용

　기의 온후(溫煦)작용은 인체의 안팎을 따뜻하게 하는 작용을 말한다. 이것은 기의 끊임없는 운동과 장부·경락이 생리활동을 통해 생성된 열의 작용으로 이루어진다. 기의 온후(溫煦)작용에 대해서는 『난경』의 "기주후지(氣主煦之)"[16]에서 비롯되는데 "기주후지(氣主煦之)"란 기가 신체의 장부·경락·피부·근육, 골격 등 조직기관과 혈액·진액을 따뜻하게 하는 작용을 말한다.

　체온이 일정하게 유지되고 신체의 각 장부와 경락 등 조직기관이 정상적인 생리활동을 하며, 혈액과 진액이 액체의 형태로서 응고되지 않고 온몸을 순환하는 것은 모두 기의

---

15) 수음(水飮) : 장부의 병리변화과정에서 스며 나오는 액체이다. "수"는 묽으면서 맑은 것이고 "음"은 묽으면서 점성이 있는 것이다. 항상 수음(水飮)이라 합칭한다.
16) 『難經·二十二難』

온후작용에 의한 것이다.

기의 온후작용이 실조되면 다음과 같은 두 가지 상황이 나타난다.

첫째, 온후작용이 부족하면 몸이 차갑게 된다. 기가 허하여 충분한 열을 생산하지 못하므로 차가운 것을 싫어하고 따뜻한 것을 좋아하게 된다. 사지가 차고 체온이 내려가면서 혈액과 진액의 흐름이 느려진다. 그러므로 "오장의 기가 허하면 내부에서 한기가 생겨난다."[17]고 하여 "기가 부족하면 몸이 차가워진다."고 논술하였다. 둘째, 기가 울결되면 열이 난다. 어떤 원인으로 기의 소통이 불리해지면 기가 뭉쳐서 흩어지지 않으므로 열이 난다. 그러므로 『내경』에서는 "기가 실하면 열이 나고, 기가 허하면 한이 생긴다."[18]고 하였다.

3) 고섭작용

고섭(固攝)은 제어(制御)와 통섭(統攝)을 의미한다. 고섭작용이란 혈·진액·정액 등 액체 형태의 물질이 유실되는 것을 방지하는 작용이다. 구체적으로 혈액을 고섭하여 맥관내(脈管內)에서 흐르게 하고 맥외로 벗어나는 것을 막는다. 땀·소변·타액(唾液)·위액(胃液)·장액(腸液) 등을 고섭하여 분비량·배설량·배출시간 등을 통제함으로써 진액의 유실을 막는다. 또한 정액을 고섭하여 함부로 소모되지 않도록 한다. 기의 고섭작용이 약해지면 체내의 액체물질이 대량으로 빠져나가 위험하게 되고 기가 혈액을 통섭하지 못하면 각종 출혈증상이 발생한다. 이를 장경악(張景岳)은 "비는 혈의 통섭을 주관하는데 비기가 쇠약해지면 이를 통섭하지 못하게 된다. 비는 혈을 화생하는데 비기가 허해지면 운화기능이 저하되어 정상적인 혈액순환이 이루어지지 않는다. 이렇듯 혈을 주관하는 바가 없어지면 맥외로 빠져나가 망행(妄行)하게 된다."[19]고 하였다.

기가 진액을 통섭하지 못하면 자한(自汗), 대한(大汗)[20] 등의 증상이 나타나는데 이를 장경악(張景岳)은 "인체는 위기(衛氣)로써 체표를 고섭하는데, 위기가 고섭하지 못하면

---

17) 夫臟氣虛, 則內生寒也. 『諸病源候論·冷氣候』
18) 氣實者, 熱也. 氣虛者, 寒也. 『素問·刺志論』
19) 盖脾通血, 脾氣虛則不能收攝; 脾化血, 脾氣虛則不能運化, 是皆血無所主, 因而脫陷妄行.
   『景岳全書·血證』
20) 땀이 과다한 현상을 말한다. 땀은 진액에서 화한 것으로 대한(大汗)하면 진액의 과도한 소모로 이어져 망음(亡陰), 망양(亡陽) 등 위급한 쇼크 증상을 유발하게 된다.

진액이 새어나가 식은 땀이 난다."[21]고 하였다. 또한 기가 진액을 통섭하지 못하면 소변 실금(小便失禁)과 소변이 많아지는 증상이 나타난다. 그러므로 "소변불금(小便不禁)하여 스스로 소변보는 것을 자각하지 못하면서 소변색이 맑으면 허한 것으로 신과 방광의 기가 허하기 때문이다."[22]라고 하였다. 한편 기가 정액을 고섭하지 못하면 유정(遺精)·조설(早泄)·활정(滑精) 등의 증상이 나타난다. 그러므로 "정액이 저절로 나오는 것은 신기(腎氣)가 이를 지키지 못했기 때문이다."[23]라고 하였다. 마지막으로, 장부경락의 기를 고섭하여 정상적인 생리활동을 유지할 수 있도록 하는데 만약, 장부경락의 고섭 작용이 실조되면 위하수(胃下垂), 자궁하수(子宮下垂), 탈항(脫肛) 등 장부 위치 이탈 현상이 나타나게 된다.

기의 고섭과 추동작용은 상반상성(相反相成)의 양면성이 있다. 기는 한편으로는 혈액의 순환과 진액의 수송·유포·배출을 추진하고 다른 한편으로는 진액을 고섭하여 유실되는 것을 방지한다. 예를 들면 기가 혈액에 작용할 때, 한편으로는 혈액의 흐름을 돕고, 다른 한편으로는 혈액을 고섭하여 맥 밖으로 넘쳐흐르지 않도록 한다. 기가 추동작용을 하지 못하면 혈액의 흐름이 느려지는데 심하면 맥 중에 어혈이 생기고 통섭기능이 저하되면 혈액이 맥을 따라 흐르지 못하고 맥 밖으로 흘러 넘치면서 출혈이 나타나게 된다. 진액의 배출과정에서 기는 진액을 수송·유포하여 땀과 소변의 배설량을 조절한다. 기의 추동작용이 약해지면 땀과 소변이 적어지고, 고섭작용이 약해지면 자한·대한·다뇨 등의 증상이 나타난다. 그러므로 기의 고섭과 추동작용이 조화를 이루어야 진액의 흐름·분비·배설을 조절하고 통제할 수 있고 정상적인 혈액순환과 수액대사의 평형을 유지할 수 있다.

4) 방어작용

방어(防禦)작용은 기·혈·진액·장부·경락 등 여러 생리기능의 종합적인 작용으로 매우 복잡하고 다양하다. 기는 이러한 방어 작용에서 매우 중요한 역할을 담당하는데 전신

---

21) 人以衛氣固其表, 衛氣不固則表虛自汗, 而津液爲之發泄也. 『景岳全書·汗證』
22) 小便不禁不自覺…自者虛…虛乃腎與膀胱氣虛. 『醫學入門·小便不禁』
23) 滑精者, 無非腎氣不守而然. 『景岳全書·遺精』

의 기표(肌表)를 보호하고 외사의 침입을 방지하여 병을 예방한다. 외사는 일반적으로 피부나 입·코를 통하여 침입하는데, 위기(衛氣)가 신체의 표면을 보호하고 주리(腠理)를 열고 닫음을 조절함으로써 이를 방어한다. 『내경』은 사기(邪氣)는 주체의 기가 허약해야 비로소 발동한다고 했다. 여기에서 주체의 기가 허약하다는 것은 기의 방어 작용이 제대로 발휘되지 못함을 의미한다. 손일규(孫一奎)는 "위기(衛氣)는 신체의 외부를 돌면서 호위하고, 분육(分肉)을 따뜻하게 하고 주리(腠理)를 튼튼하게 하며 외사가 침입하지 못하도록 한다."24)고 하였다. 사기(邪氣)가 인체에 침입하면 대부분 기의 방어 작용으로 그 세력이 약해지므로 병에 걸리지 않게 된다. 기의 방어 작용이 약해지면 병에 대한 저항력도 떨어져서 사기가 쉽게 체내로 들어오므로 질병이 발생한다.

명·청대로 내려오면서 의가들은 외사가 입과 코를 주요 침입 경로로 하는 현상을 객관적 사실로 여겼다. 정중광(鄭重光)은 "입과 코를 통해 들어오는 기는 천기(天氣)와 이어지는데, 원래 기가 충실하면 사기가 들어올 수 없다. ……본래 내재하는 기가 부족하거나 손실되면 호흡하는 중에 외사가 이를 틈타 체내로 들어온다."25)고 하였다.

기는 주로 근육과 피부에서 저항 작용을 하나, 결코 근육과 피부에 국한된 것이 아니고 전신 어디서나 작용함을 알 수 있다.

5) 기화작용

기화(氣化)란 기의 운동으로 발생하는 각종 변화를 의미한다. 바로 체내의 정·혈·진액 등의 신진대사 및 그들 상호간의 전화(轉化)를 말한다. 예를 들어 음식물은 위(胃)로 들어가 비위(脾胃)의 작용으로 정미물질과 조박(糟粕)으로 나뉘어 진다. 조박은 체외로 배설되고, 정미물질은 수곡정기를 생성하는 과정에서 기화작용에 의하여 기혈로 화생한다. 또한 수액의 정기는 비위에 흡수되어 진액으로 바뀌고, 진액은 기화작용을 통하여 땀 또는 소변의 형태로 체외로 배출된다. 이러한 일련의 기의 생성 및 그 대사 과정은 모두 기화의 범주에 속한다. 특히 인체의 신진대사는 기화작용의 구체적인 표현이다.

기는 운동하면서 스스로 변화한다. 예를 들면, 비위의 운화작용에 의하여 생성된 수곡

---

24) 衛氣者, 爲言護衛周身, 溫分肉, 肥腠理, 不使外邪侵犯也. 『醫旨緒餘』
25) 凡入口鼻之氣, 通乎天氣. 本氣充實, 邪不能入……人本氣虧虛, 呼吸之間, 外邪因而乘之. 『溫疫論補注·原病』

정기가 영기(營氣), 위기(衛氣)로 나뉘고 이 분화된 두 기는 다시 폐로 흡입된 청기(淸氣)와 결합하여 종기(宗氣)로 변화를 거듭하게 된다. 역시, 신(腎)의 선천정기는 수곡정기의 영양을 받아 원기(元氣)로 화생한다. 이렇듯 다른 종류의 기로 변화해 간다. 청기(淸氣)가 탁기(濁氣)로 전화되는 과정도 역시 기화기능에 의존한다. 기는 활동력이 매우 강한 물질로 인체 조직에서 에너지로 변하여 이용된 후 탁기로 전화되어 호흡과 피부의 땀구멍을 통하여 체외로 배출된다.

인체에서 기화작용은 매우 중요하다.『내경』에서 "양은 기로 변하고, 음은 형태를 이룬다."[26]고 한 것은 인체의 기화기능을 개괄한 것으로서, "형(形)"과 "기(氣)"사이의 상호전화를 기화기능으로 본 것이다. 그러므로 기화를 생명활동의 본질로 보는 사람도 있다. 인간의 생명은 기화에서 비롯되어 기화를 통해 형성된다. 태어나면 자연계의 기를 흡입하고 땅의 음식을 섭취함으로써 정기를 생성하고, 이것이 기화되어 성장의 밑거름이 된다. 이와 동시에 인체의 일부 물질은 기화작용을 통해 기로 변화되어 소모된 후 노폐물로 변하여 배출되며, 아울러 생리활동에 필요한 에너지를 생산·공급한다. 이렇게 기화를 통해 만들어진 기는 유형의 물질이 되어 신체조직을 충실히 하고 노쇠한 조직을 대신하며, 다시 신진대사를 통해 유형의 물질이 기로 전화되면서 에너지가 생성된다. 새로운 정·기·혈·진액의 형성과 이러한 물질의 소모, 신진대사에 의한 노폐물의 배출은 모두 기화작용을 통해 이루어진다.

6) 영양작용

정미물질인 기는 전신의 각 조직기관에 고루 분포하여 생리활동에 필요하는 영양을 충분히 공급한다. 인체의 조직기관은 기를 전화(轉化)의 원료로 하여 자신의 구조를 갖추고 또한, 기를 에너지로 전화시켜 생리활동에 필요한 에너지를 충족시킨다.

예를 들면, 위(胃)로 섭취된 음식물은 비위(脾胃)의 운화·수송에 의해 수곡정기로 화생되어 전신에 분포된다. 조직기관은 이 정기를 전화하여 스스로의 구조를 튼튼하게 한다. 건강한 비위(脾胃)가 정상적으로 음식물을 소화·흡수하여 많은 수곡정기를 생산하면 조직기관이 충분한 영양을 섭취할 수 있으므로 신체는 건강해진다. 반대로 비위(脾胃)가

---

26) 陽化氣, 陰成形.『素問·陰陽應象大論』

허약해져서 운화력이 약해지고 수납과 소화를 못해 수곡정기가 정상적으로 생산되지 못하면, 기의 영양이 결핍되어 신체가 날로 쇠약해진다.

기의 여섯 가지 생리기능은 각기 다르지만, 이를 하나로 귀결하면 끊임없이 움직이는 정미물질이 본질적인 특성임을 알 수 있다. 즉 기는 끊임없이 운동함으로써 인체의 각종 생리활동을 촉진하고 자극한다. 또한 기의 운동은 승(昇)·강(降)·출(出)·입(入)이 모두 평형을 이루어야 체내의 각종 음액(陰液)을 고섭할 수 있고 원기를 생성하고 위기로 체표를 보호하여 외사의 침입을 방어할 수 있다. 이 밖에도 기의 추동·온후·기화작용은 인체의 생명활동을 구성하는 원동력으로 기를 운동·변화시킨다. 또한 인체의 생명활동에 필요한 기본적인 에너지원을 공급하는데, 이것이 바로 기의 영양작용(營養作用)이다.

기의 추동·온후·고섭·방어·기화·영양 여섯 가지의 생리기능은 인체의 생명활동에서 하나라도 없으면 안 되는 것으로서, 서로의 기능이 적절히 조화를 이루어 작용하여야만 정상적인 생리상태를 유지할 수 있다.

4. 기의 운동형식

기는 끊임없이 운동하는 강한 활동력을 가진 물질로써 전신의 장부(臟腑)·경락(經絡)·형체(形體)·구규(九竅)에까지 이르지 않는 곳이 없다. 이러한 기의 끊임없는 운동과 변화에 의하여 인체의 각종 생리활동이 이루어진다.

기의 운동을 "기기(氣機)"라 한다. 기의 운동형식은 그 종류에 따라 다르다. 영기(營氣)는 맥의 내부에서, 위기(衛氣)는 맥의 외부에서 활동하며, 원기(元氣)는 삼초(三焦)를 통하여 전신으로 운행한다. 이 밖에도 간·비의 기는 상승을 주관하고, 폐·위의 기는 하강을 주관한다. 이처럼 기는 종류와 특징이 다양하지만, 운동형식은 승·강·출·입의 네 가지 형태로 요약할 수 있다.

승강출입(昇降出入)

"승(昇)"이란 기가 아래에서 위로, "강(降)"은 위에서 아래로, "출(出)"은 내부에서 외부로, "입(入)"은 외부에서 내부로 흐르는 운동이다. 이 네 가지 운동형식은 기의 흐름과 기에 의해 추진되는 혈액과 진액의 흐름 속에서 구체화되고 장부·경락 등 조직기관의 생리적 활동 속에서 표현된다.

기의 승강출입 운동은 다양하게 표현되는데 몇 가지 경우를 살펴보면 다음과 같다. 호흡할 때 청기를 흡입하는 것은 "입(入)"이고 탁기를 내뿜은 것은 "출(出)"이다. 탁기를 내뿜을 때 기는 폐에서 상부로 올라가 인후(咽喉)·비공(鼻孔)을 거쳐 체외로 배출되므로 "출(出)"과 "승(昇)"의 운동을 동시에 수행하게 된다. 청기를 받아들일 때 기는 비(鼻)·인후(咽喉)를 거쳐 폐로 들어가므로 "입(入)"과 "강(降)"의 운동을 동시에 발휘하게 된다. 즉 호흡하는 가운데 기는 승·강·출·입 운동을 수행하게 된다.

진액의 수송과 배포하는 작용에 대하여 『내경』에서는 "음식물이 위(胃)로 들어가서 정기가 충만해지면 비(脾)로 상행한다. 비기(脾氣)는 이를 확산시켜 상부의 폐로 수송하며 폐기의 통조수도(通調水道)하는 기능에 의해 다시 방광으로 보내진다. 전신에 고루 퍼진 진액은 오장의 경맥으로 흘러 들어간다."[27]고 하였다. 진액, 즉 음식물 중 수액의 정기는 위에서 비로 상행하여 폐에 이르는데 그 과정이 모두 상행하는 운동이므로 승(昇)에 속한다. 폐에 이른 진액은 폐의 통조수도(通調水道) 기능에 의하여 두 갈래로 나뉘는데, 한 갈래는 방광으로 내려가고, 다른 한 갈래는 전신에 고루 퍼지면서 오장의 경맥으로 흘러 들어가는데 이 과정은 "승(昇)"과 "강(降)"의 운동이다. 수액의 정기가 전신에 고루 퍼질 때 폐는 정기를 피모(皮毛)로 보내는데 이는 기가 내부에서 외부로 나가는 운동방식으로 "출(出)"의 운동형식이 된다. 이렇듯 진액의 흐름 또한 승강출입 운동으로 이루어짐을 알 수 있다.

장부의 생리활동 역시 장부기기(臟腑氣機)의 승강출입 운동으로 구체화된다. 예를 들어 비위(脾胃)의 경우 음식물은 위에서 소화작용을 거쳐 정미물질과 찌꺼기로 나뉘고 정미물질은 비의 운화작용을 통해 전신으로 유포된다. 이 과정을 이동원(李東垣)은 "음식물은 위(胃)로 들어가서 양도(陽道)를 순행하는데 양기를 따라 승(昇)하고 부(浮)한다. 부(浮)란 양기에 의해 피모에 가득 퍼지는 것이며 승(昇)이란 정수리까지 충만한 것이니 승(昇)하고 부(浮)하면 구규(九竅)가 원활하게 소통된다."[28]고 하였다. 여기서 비기의 운행은 주로 "승(昇)" 운동으로 이루어짐을 알 수 있다. 또한, 위기(胃氣)는 하강운동을 통해 소

27) 飮入于胃, 游溢精氣, 上輸于脾. 脾氣散精, 上歸于肺. 通調水道, 下輸膀胱. 水精四布, 五經并行. 『素問·經脈別論』
28) 飮食入胃, 先行陽道, 而陽氣昇浮也. 浮者, 陽氣散滿皮毛 ; 昇者, 充塞頭頂, 則九竅通利也. 『脾胃論·脾胃勝衰論』

화된 음식물의 찌꺼기를 항문을 통해 배설하므로 위장의 기기는 "강(降)"을 순리(順理)로 한다. 하초(下焦)에 위치한 신장을 예로 들면, 신정(腎精)의 생화(生化)로 형성된 원기(元氣)는 삼초를 따라 전신으로 퍼진다. 신은 하초에 위치하므로 반드시 상승운동을 함으로써 원기를 전신으로 산포한다. 이것은 "승(昇)"의 운동이다. 신의 납기(納氣)작용은 폐의 호흡작용을 도와서 기를 "단전(丹田)"29)으로 내려보내므로 "강(降)"과 "입(入)"의 운동형식을 반영한다. 또한, 신은 수액 중의 청기를 상행시켜 전신을 윤택하게 하고 탁기는 소변으로 기화하여 방광을 통해 배출시킨다. 이는 신이 승강출입의 네 가지 운동형식을 모두 수행하는 것을 설명한다.

기의 승강출입 운동은 인간의 생명에 있어서 중요한 역할을 한다. 인간의 생명활동은 곧 기의 승강출입 운동이라 할 수 있다. 인체와 외부환경 사이에도 기의 승강출입은 매우 중요한 역할을 한다. 예를 들면, 청기를 흡입하고 탁기를 내뿜는 것, 음식물을 섭취하고 대변을 배설하는 것, 물을 마시고 땀이나 소변을 배출하는 것은 모두 인간과 자연환경 간의 물질교환이며 승강출입 운동의 구체적 표현이다. 이는 자연계 자체도 예외는 아니다.

승과 강, 출과 입은 서로 대립하는 모순된 운동이다. 부분적으로 보면 각 장부의 생리활동이 승강출입 운동을 모두 필요로 하는 것은 아니며 각 개별 장부의 승강출입이 반드시 평형을 유지해야 하는 것도 아니다. 간과 비의 기는 주로 상승하는 운동을 하며 폐와 위의 기는 주로 하강하는 운동을 하는 것처럼 장부는 각각 그 특성에 맞는 한 가지 운동에 치중한다. 그러나 전체적인 인체의 생리활동에서 보면 균형 있는 승강출입 운동형식이 필요하다. 예를 들어, 간승(肝昇)·폐강(肺降)과 비승(脾昇)·위강(胃降) 사이는 모두 기기평형을 이룬다. 이렇게 전체적으로 기기평형이 이루어져야만 인체의 정상적인 생리활동이 유지된다. 이러한 기의 승강출입은 여러 가지 생리활동이 협조와 균형을 이루는데 필요한 요소로 작용한다.

기가 정상적인 운동을 하기 위해서는 다음의 두 가지 요소가 필요하다. 첫째, 기의 승강출입 운동간의 협조와 균형이 이루어져야 하며, 둘째, 기의 흐름이 원활하고 장애가 없어야 한다.

---

29) 단전은 흔히 제하(臍下 : 배꼽 밑) 3촌으로 관원(關元)혈을 말한다. 선경(仙經)에 의하면 뇌(腦)는 수해(髓海)로써 상단전(上丹田)이 되며, 심(心)은 강궁(降宮)으로서 중단전(中丹田)이 되고, 제하 3촌의 부위를 하단전(下丹田)이라고 한다. 하단전은 장정(藏精)의 부(府)이며, 중단전은 장신(藏神)의 부이고, 상단전은 장기(藏氣)의 부라고 한다.

기기실조(氣機失調)

　기가 정상적으로 운행하는 것을 "기기조창(氣機調暢)"이라고 하고 기의 승강출입 운동이 균형을 잃는 것을 "기기실조(氣機失調)"라고 한다. 기가 원활히 소통하지 않거나 지체되는 것을 "기기불창(氣機不暢)" 혹은 "기체(氣滯)"·"기기울조(氣機鬱阻)"라고 한다. 기기실조에는 여러 가지 형태가 있는데 흔히 볼 수 있는 것으로는 기체(氣滯)·기역(氣逆)·기함(氣陷)·기탈(氣脫)·기폐(氣閉)의 다섯 종류가 있다.

　"기체"란 어떤 부위의 기기가 원활하지 못하거나 지체되어 소통되지 못하는 상태를 가리킨다. "기역"이란 기가 지나치게 상승하거나 충분히 하강하지 못하는 상태를 가리킨다. "기함"은 청기가 아래에 있으면서 상행하지 않는 것으로 기가 충분히 상승하지 않아 발생하는 경우가 대부분이며, 기가 지나치게 하강하여 기함이 되는 경우는 드물다. "기탈"은 기가 내부에서 지켜지지 못하여 대량으로 손실되는 것이다. "기폐"는 기가 밖으로 나가지 못하고 내부에서 막혀서 뭉쳐있는 상태이다.

　기기의 생리상태와 병리변화를 정확히 파악하여 각각의 기기실조에 대하여 적합한 조치를 취함으로써 균형을 회복해야 한다. 예를 들어, 기체의 경우에는 소통시켜 주고, 기역의 경우에는 기를 하강시켜야 하며 기함의 경우에는 기를 상승시키고 기탈의 경우에는 고섭해야 하며 기폐의 경우에는 기를 풀어 빨리 내보내야 한다.

5. 기의 분포와 분류

　인체의 기는 신의 선천정기(先天精氣), 비위의 운화에 의해 화생된 수곡정기(水穀精氣)와 폐로 흡입된 청기(淸氣)로 이루어진다. 이것은 신·비위·폐 등의 종합적인 생리작용에 의하여 생성된 것으로 전신에 골고루 유포된다. 인체의 기는 매우 다양하여 기의 구성성분·분포부위·기능에 따라 다른 명칭을 갖는다. 인체에서 주요한 기는 다음과 같다.

1) 원기(元氣)

　원기는 인체의 기본이 되는 중요한 기로서, 생명활동의 원동력이다. "원기(元氣)"는 곧 "원기(原氣)"를 가리키고 "진기(眞氣)"[30]라고도 한다.

(1) 생성과 분포

원기는 주로 신(腎)의 정기(精氣)로 이루어지며 그로부터 화생(化生)한다. 신의 정기에 의해 만들어지는 것이지만 동시에 후천적으로 비위에서 생성된 수곡정미의 자양(滋養)을 받아야 한다. 신의 정기가 원기로 화생한다는 설은 『난경』에서 "명문(命門)은 모든 정신이 모이는 곳이며, 원기가 맺혀 있는 곳이다."³¹⁾라고 한 데서 처음으로 볼 수 있다.

신에 저장된 정기가 원기로 화생하는 과정에서 신정 자체는 소모되어 감소하지만 비위의 운화로 생성된 수곡정기와 장부의 생리활동으로 생성된 "오장육부의 정기"에 의해 끊임없이 이를 보충하고 배양하므로 신정(腎精)이 신진대사의 균형을 유지하고 원기를 계속 화생(化生)할 수 있게 된다. 이렇듯 신에 저장되어 있는 정기는 부모에게서 받은 "선천정기"와 비위의 기혈화생(氣血化生)에 의한 "후천정기"로 구성되므로 선천의 정이 부족하여 원기가 허약해지면 후천적 배양으로 선천적 결핍을 끊임없이 보충하게 된다. 장경악(張景岳)은 "인간의 잉태는 정혈의 원천에 뿌리를 두지만, 태어나서는 수곡의 영양에 의존한다. ……수곡의 해(海)는 본래 선천의 정을 위주로 하며, 정혈의 해(海)는 후천지정의 자생(資生)에 의지한다. 무릇 선천의 정이 부족해도 후천적으로 배양만 잘하면 이를 보완할 수 있다. 이와 같이 비위의 기가 인간의 생명에 관여하는 바는 적지 않다."³²⁾고 하였다.

원기는 체내에서 혈·진액 등의 매개물에 의지하여 삼초를 따라 오장육부·형해(形骸)³³⁾와 공규(孔竅)로 분포하여 전신의 모든 부위에서 생리활동을 촉진한다.

---

30) 진기라는 명칭은 『내경(內經)』에서 처음 보인다. 『영추(靈樞)·자절진사편(刺節眞邪篇)』에서는 진기는 하늘에서 받은 것으로서 곡기와 함께 몸을 충실하게 해준다(眞氣者, 所受于天, 興穀氣幷而充身者也)라고 하였으며, 『소문(素問)·이합진사론편(離合眞邪論篇)』에서는 진기는 곧 경기(經氣)를 말한다. 경기가 크게 허할 때는 이를 맞이하는 보법을 사용해서는 안 되니 이를 말함이다(眞氣者, 經氣也. 經氣太虛, 故曰氣來不可逢, 此之謂也)라고 진기에 관하여 언급하였다. 『내경(內經)』에서 말한 진기의 의미는 진기를 정기 혹은 정기를 구성하는 주요성분으로 파악했다.
31) 命門者, 諸精神之所舍, 原氣之所系也. 『難經·三十六難』
32) 『景岳全書·雜證謨·脾胃』
33) 형(形)이란 신형(身形)으로 몸을 말하고 해(骸)란 해골(骸骨)로 뼈를 말하는데 합해서 육체를 가리킨다. 『동양의학대사전』

(2) 주요기능

　　원기는 주로 인체의 생장·발육·생식 및 각종 생리활동을 추진하는 작용을 한다. 예를 들면 신체가 생장하고 발육하는 것은 신에 저장된 정기가 충실해져 원기를 끊임없이 생화하기 때문이다. 장부·경락·조직의 생리활동도 원기의 운동과 변화를 통해 필요한 에너지를 얻어서 이루어진다. 그러므로 원기는 생명활동의 원동력이며 에너지의 근원이 된다고 할 수 있다. 원기가 충실하면 장부·경락·조직의 활동력도 왕성해지므로 건강하고 병이 없다. 만약, 선천의 기가 부족하거나 후천의 기가 실조되면 질병이 늘 떠나지 않고 신의 정기가 부족하여 원기가 화생되지 않거나 지나치게 원기를 소모하면 원기가 허약해져 각종 질병이 발생한다.

　　신의 정기는 원기로 화생(化生)하여 삼초를 통해 전신에 퍼져 각종 기능을 추진한다. 원기는 심신(心神)의 흥분과 안정을 조절하고 기화작용 및 온후작용을 촉진한다. 이러한 다양한 기능들을 음(陰)·양(陽)으로 개괄하면, 전신의 장부(臟腑)·형체(形體)·관규(官竅)의 운동을 유도하고 흥분시키며 온후와 기화를 촉진하는 작용은 원기의 "양(陽)"에 속하는 기능으로 전신의 양을 조장(助長)한다. 장부(臟腑)·형체(形體)·관규(官竅)를 안정시키며 자양하고 성형(成形)작용을 추진하는 기능은 "음(陰)"에 속하는 기능으로 전신의 음을 조장하고 자양하고 윤활하게 하는 작용을 한다. 전신의 음양은 모두 신의 정기에 의해서 화생된 원기의 추동운동에 의존한다. 이렇듯 인체의 모든 생명활동은 원기의 추동운동에 의해서 진행되므로 원기를 "생명의 원동력"이라 하는 것이다.

2) 종기(宗氣)

　　종기는 흉부(胸部)에 쌓인 기이다. 흉부의 중앙은 "전중(膻中)"이라고도 하고 전신의 기가 가장 많이 모이는 곳이라 하여 기의 바다 즉, "기해(氣海)"라고도 한다.

(1) 생성과 분포

　　종기는 폐가 자연계에서 흡입한 청기와 비위가 음식물을 소화 흡수하여 생성한 수곡정기가 결합하여 만들어진다. 『내경』에서는 "음식물은 위에서 소화·흡수된 후, 찌꺼기는 체외로, 진액은 내부로, 종기는 흉중으로 나뉘어 운행 분포된다."[34]고 하였고, "음식물이 처음 위로 들어가면 소화된 정미물질은 위에서 나와 상·중초로 들어감으로써 오장에 영양물질을 공급하며 두 갈래로 나뉘어져 영기·위기가 운행하는 통로로 나뉘어 흐른다. 그 중 종기(宗氣)는 흩어지지 않고 흉중에 쌓이므로 기해라고 한다."[35]고 하여 종기는 흉중에서 수곡정미로 형성된 기와 폐로 흡입된 청기가 결합하여 형성됨을 설명하였다. 즉, 폐의 호흡기능과 비의 운화기능은 종기의 생성과 소멸에 직접적인 영향을 미친다.

종기는 형성된 후 흉중에 쌓였다가 심과 폐의 맥을 관통하여 두 방향으로 운행하는데 그 한 갈래는 심장을 거쳐 경맥으로 운행하고 다른 한 갈래는 폐·기관지·인후를 거치면서 호흡작용을 한다.

(2) 종기의 주요기능

첫째, 기도(氣道)를 통해 호흡을 촉진한다.

언어·목소리·호흡은 종기와 관계가 있다. 발음이 분명하고 목소리가 크고 맑으며 호흡이 완만하고 고르면 종기가 충만한 것이고, 반대로 발음이 분명치 않고 목소리가 작고 약하며 호흡이 짧고 촉박한 것은 종기가 부족한 것을 의미한다.

둘째, 심맥을 관통하여 기혈을 운행한다.

기혈의 흐름과 맥의 박동은 종기와 관계가 있다. 맥박이 완만하면서 고르고 힘이 있으면 종기가 충만함을, 맥박이 빠르면서 불규칙하고 미약한 것은 종기가 부족함을 나타낸다.

『내경』에서 "위경(胃經)의 대락(大絡)을 허리(虛里)[36]라 한다. 이 맥은 위(胃)에서 나와 횡격막을 따라 상부의 폐로 연결되어 왼쪽 유방의 아래로 나오는데 그 박동을 옷 위에

---

34) 五穀入于胃, 其糟粕津液宗氣, 分爲三隧, 故宗氣積于中. 『靈樞·邪客』
35) 穀始入于胃, 其精微者, 先出于胃之兩焦, 以漑五藏, 別出兩行營衛之道. 其大氣之搏而不行者, 積于胸中, 命曰氣海. 『靈樞·五味』
36) 허리(虛里) : 십육락맥(十六絡脈)의 하나. 왼쪽 가슴 아래의 심장이 박동하는 부위에 위치하는데, 이는 종기가 모이는 곳이며, 종기는 위기를 근본으로 하므로 위(胃)의 대락(大絡)이라 한다.

서도 느낄 수 있다. 이 맥이 바로 종기이다. 천식이 심하고 맥이 빠르게 뛰다가 자주 끊어지는 것은 질병이 있는 것이다. …맥기가 끊어지면 사증(死證)이다. 유방 아래에서 맥의 박동이 옷을 입은 상태에서도 느껴지면 종기가 새어나간 것이다."[37]라고 하였다. 이는 "허리(虛里)"맥과 종기의 밀접한 관계를 설명한 것이다. 박동이 정상이면 종기에 병이 없는 것이고, 박동이 끊기면 종기 역시 끊어진 것으로 예후가 불량하다. 종기가 매우 허하면 맥의 박동이 옷을 움직이게 할 정도로 조급히 뛴다. 종기가 부족하면 허리(虛里)뿐만 아니라, 다른 경맥의 박동 역시 짧고 급해진다. 종기가 왕성하면 기혈은 맥에서 정상적으로 운행된다. 종기가 부족하면 맥박이 빨라지거나 미약하여 끊어질 듯 한다. 경우에 따라서 어혈(瘀血)과 같은 병리 반응이 유발되어 기혈의 흐름이 무력해지므로 병변이 발생한다.

종기는 호흡과 혈액의 흐름을 촉진하는 작용이 있으므로 인체의 각종 생리기능에 영향을 미친다. 주학해(周學海)는 "종기는 동(動)적인 기이다. 무릇 호흡·언어·목소리 및 지체의 운동과 근골의 강약은 종기의 작용이다. 종기가 허하면 기운이 없고 숨이 차며, 실하면 가래가 끓고 숨이 차며 터질 듯 답답해진다."[38]고 하였다.

3) 영기(營氣)

영기는 혈맥(血脈) 중을 흐르는 기로서 영양물질이 풍부하므로 "영기(榮氣)"라고도 한다. 또한, 맥중을 흐르며 혈액을 화생(化生)하므로 "영혈(營血)"이라고 부르기도 한다. 영기와 위기를 비교하면 위기는 양에 속하고, 영기는 음에 속하므로 위기를 위양(衛陽), 영기를 영음(營陰)이라고도 한다.

(1) 생성과 분포

『내경』에서는 영기의 생성에 대해 다음과 같이 설명하고 있다. "영기는 수곡의 정기이다. 오장에서 부드럽게 조화되며 육부에서 새것으로 바뀌어 뿌려 펼치니 맥으로 들어

---

37) 胃之大絡, 名曰虛里, 貫膈絡肺, 出於左乳下, 其動應衣, 脈宗氣也, 盛喘數絶者, 其病在中, ……絶不至, 曰死 ; 乳之下, 其動應矣, 宗氣泄也.『素問·平人氣象論』
38) 宗氣者, 動氣也. 凡呼吸, 言謂, 聲音, 以及肌體連動, 筋力强弱者, 宗氣之功用也 『讀醫隨筆·氣血精神論』

갈 수 있게 된다. 그러므로 맥을 따라 상·하로 흘러 오장을 관통하여 흐르고 육부로 이어진다."[39]고 하였다. 또한 "인체는 수곡정미에서 기를 받는데 수곡은 위로 들어간다.……그 청정한 기는 영기가 되고 혼탁한 기는 위기가 되는데, 영기는 맥 중에서, 위기는 맥 외에서 쉬지 않고 운행한다."[40]고 하여 영기가 중초에서 나왔음을 강조하였고 수곡정미에서 변화·생성된 것임을 설명하고 있다. 화생된 영기는 맥중으로 들어가 전신을 운행하는데 안으로는 장부, 밖으로는 지절(肢節)에 이르기까지 고루 미치며 쉬지 않고 운행한다. 이때, 영기는 십이경맥과 임맥·독맥을 통해 전신을 순행하는데 맥중에서 운행하는 구체적인 경로는 다음과 같다.

영기는 중초에서 나와→ 수태음폐경→ 수양명대장경→ 족양명위경→ 족태음비경→ 수소음심경→ 수태양소장경→ 족태양방광경→ 족소음신경→ 수궐음심포경→ 수소양삼초경→ 족소양담경→ 족궐음간경→ 수태음폐경으로 다시 들어간다. 또한 족궐음간경에서 분출된 지맥은 임맥과 독맥을 지나 수태음폐경과 접경(接經)하여 끊임없이 순환한다.

(2) 주요기능

영기의 주요 생리기능에는 두 가지가 있다. 첫째, 혈액을 화생하는 것이고, 둘째, 전신에 영양을 공급하는 것이다.

영기는 혈액을 구성하는 주요성분 중의 하나이다.

『내경』에서 "이슬 같은 기가 중초에서 나와 계곡으로 흘러가서 손맥(孫脈)으로 스며들고 진액과 조화된 후에 붉은 혈액으로 변화한다."[41]고 하였다. 이는 영기가 손맥에 스며들어 진액과 결합하여 혈액을 생성함을 설명한 것이다. 영기는 혈액을 구성하는 성분일 뿐만 아니라 혈액을 화생하는 과정에서 혈액의 기타 주요 성분을 맥으로 주입시키는 중요한 작용을 한다.

---

39) 榮者, 水穀之精氣也, 和調於五臟, 灑陳於六府, 乃能入於脈也. 『素問·痺證』
40) 人受氣于穀, 穀入于胃, 以傳與肺, 五臟六腑, 皆以受氣, 其淸者爲營, 濁者爲衛, 營在脈中, 衛在脈外, 營周不休, 五十而復大會. 『靈樞·營衛生會』
41) 中焦出氣如露(『類經·癰疽』注 ; "中焦出氣如露, 營氣也."), 上注溪谷, 而滲孫脈, 津液和調, 變化而赤爲血. 『靈樞·癰疽』

영기는 전신에 영양을 공급한다

오장육부·사지백해는 모두 영기의 자양을 받아야 생존할 수 있다. 그러므로 영기는 인간이 생명활동을 유지하는 데 중요한 역할을 담당하고 생리활동의 주요한 물질기초가 된다.

4) 위기(衛氣)

위(衛)는 호위(護衛), 보위(保衛)의 의미이다. 위기는 맥의 외부를 흐르는 기로 인체를 호위하면서 외사가 침범하지 못하게 하는 기능이 있으므로 위기라고 한다. 위기는 영기에 상대되는 개념에서 양에 속하므로 "위양(衛陽)"이라고도 한다.

(1) 위기의 생성과 유포

『내경』에서는 "위기는 수곡에서 화생한 날랜 기이다. 그 성질이 급하고 매끄러워서 맥 속으로 들어가지 못하고 피부를 돌며 근육의 경계를 순행하면서 황막(肓膜)[42]을 따뜻하게 하고 흉복부에 흩어진다."[43]고 하였다. 이는 위기가 수곡의 한기(悍氣)이며, 수곡의 정미물질 중 "빠르고 매끄러운 기"임을 설명한다. 영기와 위기는 모두 수곡정미에서 화생하였으나 성질은 각각 다르다. 영기는 부드럽게 맥 안에서 운행하며, 위기는 급하고 날랜 성질을 가지고 있으므로 맥으로 들어가지 못하고 맥의 외부에서 운행한다. 위기(衛氣)는 안으로는 흉복(胸腹)·장부까지, 밖으로는 피부·근육까지 전신에 고루 분포한다.

(2) 주요기능

신체의 표면을 보호하여 외사의 침입을 막는다

"위(衛)"는 보위(保衛)라는 뜻이다. 위기는 피부 사이에 충만하여 주리의 개폐를 주관하는데, 마치 방어선처럼 기육(肌肉)을 감싸 외사에 저항하여 체내를 보호한다. 그러므로 위

---

42) 황막(肓膜) : ① 오장(五臟) 사이를 가르는 막. ② 소장(小腸)을 둘러싼 지막(脂膜).
43) 衛者水穀之悍氣也, 其氣慓疾滑利, 不能入于脈也. 故循皮膚之中, 分肉之間, 熏于肓膜, 散于 胸腹. 『素問·痺論』

기가 허약하면 외사에 쉽게 노출된다.

장부·기육·피모 등을 온양(溫養)한다

위기의 이러한 기능은 기의 온후(溫煦)작용의 구체적 반영이다. 위기는 안으로는 장부를, 밖으로는 기육·피모를 온양하며 전신을 따뜻하게 보온한다. 위기가 조화로우면 장부·형체·관규의 정상적인 생리 활동에 적합한 인체 내외의 온도가 일정하게 유지한다. 위기가 부족하면 온양작용이 약해지므로 추위를 타거나 수족냉증 등의 "한상(寒象)"이 나타나게 된다. 위기가 울결(鬱結)되면 사열(邪熱)로 변화하여 쉽게 열이 난다거나 피부발진이 생긴다거나 하는 "열상(熱象)"이 나타나게 된다.

이렇듯 위기의 온양작용은 피부를 윤택하게 하고 근육을 튼튼하게 하며 주리를 치밀하게 하므로 인체의 건강에 매우 중요한 역할을 한다.

주리를 열고 닫음으로써 땀의 분비를 조절하고 통제한다.

땀의 근원은 영혈(營血)과 진액이나 땀의 분비여부는 위기의 통제와 조절에 의존한다. 이를 장경악(張景岳)은 "땀이 음에서 비롯되어 양에 의존하여 발생하는 것으로 땀의 근원은 음인 영기이고, 땀이 나고 안 나고의 정도는 양인 위기에 의존한다."[44]라고 하였다.

만약 외사가 체내에 침입하여 주리가 막히면 위기가 체표로 발산되지 못하여 땀은 나지 않고 열만 난다[무한(無汗), 발열(發熱)]. 반대로 위기가 허하면 고섭(固攝)작용이 저하되면서 식은땀이 난다.

위의 세 가지 기능이 서로 결합되어 외사의 침입을 막아낸다. 외사의 침입을 막는 기능은 주리(腠理) 개합(開合)작용의 결과로 위기의 방어작용과 관계가 있다. 주리가 열려 있으면 외사가 쉽게 침입하고, 주리가 치밀하면 외사가 침입하기 어렵다. 평소 땀이 많이 나면 쉽게 감기에 걸리는 것은 모두 이러한 위기의 방어기능에서 기인한다.

체온조절은 위기의 온후작용과 주리를 열고 닫는 개합작용이 서로 조화를 이루어야 한다. 온후작용은 체온을 높이고 땀의 분비는 체온을 낮추므로 양자가 조화를 이루면 체온이 정상을 유지한다. 온후작용이 지나치면 땀이 분비되지 못하여, 몸에 열이 나고 땀이

---

44) 汗發于陰而出于陽, 此其根本則由陰中之營氣, 而其啓閉則由陽中之衛. 『景岳全書·汗證』

나지 않는다. 반대로 땀의 분비가 지나치면 온후작용이 이루어지지 못하므로 피부가 차가워지고 식은땀이 흐른게 된다.

5) 장부의 기와 경락의 기

인체의 기에는 앞서 설명한 네 가지 외에도 장부의 기, 경락의 기 등 다양한 이름으로 존재한다. 장부의 기와 경락의 기는 실제로는 모두 원기나 종기에서 파생된 것이고, 원기·영기·위기는 모두 장부와 경락에 분포하므로 각각 모장(某臟) 혹은 모경락(某經絡)의 기가 된다. 즉, 전신의 기가 일부로서 원기(元氣)가 어떤 장부나 경락에 유포되어 있으면 바로 그 장부와 경락의 기가 되는 것이다. 이렇게 기가 내재하여 있는 장부나 경락이 모두 다르기 때문에 구성성분과 기능도 각각의 특성을 갖는다. 이러한 기는 각 장부와 경락을 구성하는 가장 기본적인 요소이며 각 장부와 경락의 생리활동을 추진하고 유지하는 데 필요한 물질적 기초가 된다.

장부와 경락의 기는 전신의 모든 기와 마찬가지로 선천정기, 자연계의 청기 및 비위에서 화생된 수곡의 정기를 재료로 하여 폐, 비위, 신의 공동작용에 의하여 화생된다. 그 중에서 수곡정기는 가장 주요한 구성성분으로서 오장마다 받아들이는 수곡정기의 성분도 각각 다르다.

장부·경락의 기는 장부·경락을 구성하는 기본물질이며, 생리활동을 유지하는 에너지원이다. 장부와 경락은 음식물에서 필요로 하는 정미물질을 취하여 장부와 경락의 기로 만든 후, 기화되어 장부와 경락의 생리활동을 추진하는 에너지원으로 삼거나 기화작용을 통하여 새롭고 충실한 장부조직을 구성하며, 오장육부의 "정(精)"을 생성하여 장부에 저장했다가 필요할 때 장부의 기로 전화하여 생리활동에 사용한다.

제2절   혈(血)

1. 혈의 기본개념

혈은 붉은 색의 액체로 맥을 따라 전신을 운행하며 영양과 자윤(滋潤)작용을 하는 액체상태의 물질로 인체를 구성하고 생명을 유지하는 기본물질 중의 하나이다.

『내경』에서는 "중초에서 기(氣)와 즙(汁)을 받아 붉은 색 액체로 변화시키는데 이것이 곧 혈액이다."[45]라고 하여 혈이 붉은 색임을 설명하였는데 이는 서양의학에서 말하는 혈액의 개념과 일치한다.

맥(脈)은 혈액이 운행하는 통로로서 전신의 혈액은 모두 맥 속으로 흐르므로 맥을 혈의 집, "혈부(血府)"라고도 한다. 정상적인 상황에서 혈액은 맥에서 운행하는데, 모종의 원인으로 인해 혈액이 맥 바깥으로 이탈하는 현상을 "출혈(出血)"이라 한다.

맥을 따라 전신을 순행하는 혈액은 안으로는 장부, 밖으로는 사지관절의 곳곳에 도달하여 영양을 공급하고 자윤작용(滋潤作用)을 한다. 인체의 모든 부위에 잠시라도 혈액의 공급이 부족해지면 국부가 창백해지거나 통증을 느끼게 되고 이러한 상태가 지속되면 국부의 기능이 상실되고 심하면 조직괴사로 이어지게 된다. 이렇듯 혈액은 인체를 구성하는 일부분으로서 생명활동을 유지 혈액은 인체를 구성하는 일부분으로서 생명활동을 유지하는데 없어서는 안 되는 기본물질이다.

2. 혈의 생성

혈은 주로 영기와 진액으로 구성된다. 영기와 진액은 비위(脾胃)가 생성한 수곡정미이므로 비위를 "기혈을 화생하는 원천(氣血生化之源)"이라고 한다.

혈의 생성은 발생근원에 따라 세 가지 방면으로 나누어 설명할 수 있다.

수곡정미에서 생성

혈은 수곡의 정미에서 화생(化生)되므로 비위가 자연히 혈액생성의 원천이 된다.

---

45) 中焦受氣取汁, 變化而赤, 是謂血 『靈樞·決氣』

이에 관하여 『내경』에서 "중초의 기도 상초의 기와 마찬가지로 위(胃)에서 나오는데 상초의 기에 연이어 온다. 중초는 음식을 받아들이면 반드시 청탁(淸濁) 분별하고 진액을 증발시키는 소화흡수과정을 거치며 음식물은 정미(精微)로 화생하여 상부의 폐맥(肺脈)으로 보낸 다음 혈액을 생성함으로써 전신을 유양하는데, 이 보다 귀한 것은 없다. 따라서 홀로 경맥에서 흐르는 것을 영기라 한다."46)고 하여 혈액이 화생되는 과정을 설명하고 있다.

영기(營氣)는 심맥(心脈)에 들어가 혈액을 화생한다

영기 자체가 혈액의 주요성분이므로 혈액을 생성하는데는 반드시 영기가 참여하게 된다. 그래서 『내경』에서 "영기는 진액을 경맥 안으로 스며들게 하여 혈액으로 화생하는데, 밖으로는 사지에 영양을 공급하고 안으로는 오장육부로 흐른다……."47)고 하여 영기가 진액을 맥중으로 흡수하여 혈액을 화생하는 기능이 있으며 혈액은 맥 안에서 화생됨을 설명하고 있다.

정(精)이 화생(化生)하여 혈이 된다

예로부터, 정혈동원(精血同源)이라 하여 정과 혈은 동일한 발생근원을 공유하고 상호 전화가 가능하다고 보았다. 그러므로 『장씨의통(張氏醫通)』에서 "기가 소모되지 않으면 그 정화(精華)는 신으로 돌아가 정이 되고, 정이 새어나가지 않으면 그 정화는 간으로 돌아가 청혈(淸血)로 화생된다."48)고 하였다.

이상을 요약하면 혈의 생성은 수곡정미와 영기(營氣) 및 정(精) 등이 물질기초가 되어 비·위·폐·심·간·신 등 장부의 공통작용을 통해 생성된다.

영양부족이 장기간 지속되거나 비위의 운화기능이 실조되면 수곡을 정미물질로 만들 수 없으므로 혈액의 생성에 영향을 주어 혈이 부족하게 된다. 그러므로 임상에서는 혈허증(血虛證)의 치료원칙을 수립할 때 영양분의 섭취와 비위의 운화기능에 중점을 둔다. 또

---

46) 中焦亦幷胃中, 出上焦之後, 此所受氣者, 必糟粕, 蒸津液, 化其精微 ; 上注於肺脈 乃化而爲血. 以奉生身, 草貴於此, 故獨得行於經隧, 命日營氣. 『靈樞·營衛生會』

47) 營氣者, 泌其津液, 注之於脈, 化以爲血; 以榮四末, 內注五臟六腑…… . 『靈樞·邪客』

48) 氣不耗, 歸精於腎而爲精, 精不泄, 歸精於肝而化淸血. 『張氏醫通·諸血門』

한, 혈허는 신정부족(腎精不足)과 관련되므로 신정(腎精)을 보충해서 신의 증등기화(蒸騰氣化)를 강화함으로써 비위의 운화와 정혈(精血)의 생화를 돕는다.

[그림1] 혈액의 생성과정

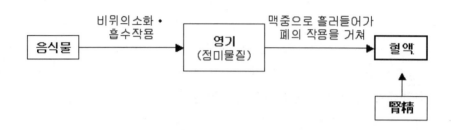

3. 혈의 생리기능

혈은 전신을 영양하고 자윤하는 기능이 있다. 맥을 순행하는 혈은 장부·피부·근골에 이르기까지 끊임없이 순환하며 장부·형체·관규 등의 조직기관을 영양하고 자윤함으로써 몸의 정상적인 생리활동을 유지한다. 장경악(張景岳)은 혈의 기능에 관하여 "전신에 흘러서 미치지 않는 곳이 없으므로 칠규(七竅)의 영민(靈敏)하게 하고, 사지가 자유로우며, 근골이 유연하고, 기육이 풍성하며 장부를 자양하고 신혼(神魂)이 안정되며 안색이 윤택하고 영위가 충만해지며 진액이 소통되어 흐르고 이음(二陰)이 조화롭게 된다. 이처럼 형질(형태와 성질 및 정신)이 존재하는 데 있어 혈이 작용하지 않는 바가 없다. 이로써 사람에 형체가 있는 것은 오로지 혈에 의존한다. 그러므로 혈이 부족하면 형체가 약해지고 혈이 고갈되면 형체가 무너진다."[49]고 하였다.

혈액의 생리기능에 관해서는 다음과 같이 대략 세 가지로 나눌 수 있다.

---

49) 灌漑一身, 無所不及, 故凡爲七竅之靈, 爲四肢之用, 爲筋骨之和柔, 爲肌肉之豊盛, 以至滋臟腑, 安神魂, 潤顔色, 充營衛, 津液得以通行, 二陰得以調暢, 凡形質所在, 無非血之用也. 是以人有此形, 性賴此血, 故血衰則形萎, 血敗則形壞. 『景岳全書·血證』

혈은 인체의 장부·형체·관규 등 조직기관의 생명활동을 유지한다.

인체의 모든 부분은 혈의 영양과 자윤(滋潤)에 의하여 유지된다. 혈액이 충만하면 안색이 불그스레하고 윤기가 나며 피부와 모발이 윤택하고 근골(筋骨)·기육(肌肉)·장부(臟腑)가 튼튼해진다. 혈액이 부족하면 안색이 창백해지고 피부와 모발이 거칠어지며 근골이 연약해지거나 사지경련50)·마목 등의 증상이 발생하고 기육이 수척해지며 장부가 쇠약해진다.

혈은 인체의 운동기관과 감각기관을 유양(濡養)한다.

『내경』에서 "간은 혈액의 영양을 받아 눈이 사물을 볼 수 있도록 하고, 다리는 혈액의 영양을 받아 걸을 수 있으며, 손은 혈액의 영양을 받아 물건을 쥘 수 있고, 손가락은 혈액의 영양을 받아 잡을 수 있다."51)고 하여 감각기능과 운동기능이 혈의 영양작용에 의존하고 있음을 설명하였다. 혈액이 충분하면 감각과 운동기능이 정상으로 이루어진다. 혈이 부족하면 현기증이 나고 시야가 흐려지며, 눈이 침침해지고, 귀에서 소리가 나며, 사지가 마비되고, 무력해지며, 근골에 경련이 오고, 심하면 불구가 되는 등 감각과 운동기능 이상을 초래하게 된다.

혈은 인체의 정신활동을 유지하는 물질적 기초이다.

『내경』에서 "혈기는 인간의 정신이 거하는 곳이므로 유의하여 양생해야 한다."52)고 하였다. 즉, 사람은 혈기가 왕성하면 혈맥이 조화롭고 혈액이 순조롭게 소통되므로 정신활동이 왕성해지고 신지(神志)가 원활하다. 어떤 원인에 의하여 혈허(血虛)·혈열(血熱) 및 어혈(瘀血) 등과 같은 혈액의 운행실조가 야기되면 신경쇠약·건망증·불면·다몽(多夢)·번조(煩躁) 증상이 나타나고 심하면 경계(驚悸)·섬망(譫妄)·혼미(昏迷) 등의 정신실조증을 나타낸다.

---

50) 사지가 땅기며 뻣뻣해지는 증상.
51) 肝受血而能視, 足受血而能步, 掌受血而能握, 指受血而能攝. 『素問·五臟生成』
52) 血氣者, 人之神, 不可不謹養. 『素問·八正神明論』

4. 혈의 운행

혈액의 정상적인 순행은 반드시 맥관의 완정성과 전신장부조직의 정상적인 생리작용을 전제로 한다. 장부 중 특히, 심, 폐, 간, 비 네 장은 혈의 운행에서 중요한 역할을 담당한다. 심은 혈을 주관한다고 하였다. 심기(心氣)의 추동작용은 혈을 운행하는 원동력이다. 전신을 순환한 혈맥(血脈)은 모두 폐로 모인 후 폐기의 작용을 통해 다시 전신으로 퍼진다. 이러한 작용을 폐조백맥(肺朝百脈)이라 한다. 또한 폐기의 작용으로 전신으로 퍼진 혈액은 비기의 통섭(統攝)작용과 간의 장혈(藏血)작용과 소설(疏泄)작용을 통해 맥관 안으로 흐른다. 혈은 음에 속하고 기의 추동작용에 의해 운행된다. 혈은 기의 고섭작용에 의존하여 맥외로 이탈함이 없이 맥 안에서 운행한다. 그러므로 정상적인 혈액의 운행은 기의 추동 작용과 고섭작용이 조화에 의존한다. 추동작용이 저하되면 어혈이 형성되고 고섭작용이 약해지면 혈이 맥외로 이탈하여 출혈이 발생한다.

혈의 운행은 오장과 관계가 있다

심은 혈맥을 주관한다. 심은 혈액운행의 동력이고 맥(脈)은 혈액순행의 통로이다. 혈은 심의 추동작용에 의해 맥중을 순행하게 된다. 심장의 박동은 혈액순행의 동력이지만 기의 추동작용이 없으면 혈이 정상적으로 운행되지 않는다. 폐는 기를 주관하고 호흡을 관장한다. 폐는 심장을 도와 혈을 선발(宣發)작용을 통해 외부와 상부로 숙강(肅降)작용을 통해 내부와 상부로 확산시킨다. 간은 소설을 주관하므로 기기를 원활하게 하고 혈의 운행을 순조롭게 한다. 또한 간은 혈을 저장하는데 신체가 안정되면 순환 중인 여분의 혈액이 간에 저장된다. 이를 『내경』에서는 "누우면 혈이 간으로 모여든다."53)고 하였다. 간은 인체가 활동할 때 인체의 각 부분이 필요로 하는 혈량에 따라 전신의 혈량을 조절한다. 오장육부의 혈은 모두 비의 통혈(統血)기능에 영향을 받는다. 비의 통혈기능은 또한 비의 기혈생성과 밀접한 관계를 갖는다. 비기가 왕성하면 기혈이 충만해져 기의 고섭기능이 건실해지므로 혈액이 맥외로 일탈하지 않게 한다. 신은 음양의 근본으로서 전신의 음양을 조절하고 주관하여 평형을 이루게 하며 체온과 혈액이 운행이 정상을 유지하도록 한

---

53) 故人臥血歸於肝. 『素問・五臟生成篇』

다. 음양이 실조되어 음이 허하면 허열(虛熱)이 나고 양이 허하면 몸이 차가워진다. 열이 있으면 혈액의 운행이 빨라지고 맥관이 확장되며 심하면 경락이 손상되어 혈액이 혈맥을 이탈하는 '출혈' 현상이 발생한다. 몸이 차가워지면 혈액의 운행이 느려지고 맥락이 수축하며 심하면 어혈을 형성한다.

위와 같이 혈액의 운행을 촉진하는 기본동력은 심(心)이고 혈액의 운행을 촉진하여 맥관의 원활한 소통을 유지하는 것은 폐(肺)와 간(肝)이며 혈액을 저장하고 통섭하여 출혈을 방지하는 것은 간(肝)과 비(脾)이고 음양을 조절함으로써 혈액의 운행에 영향을 미치는 것은 신(腎)이다.

혈액이 정상적으로 운행되기 위한 가장 기본적인 조건은 혈액의 운행을 촉진하는 기·혈액의 충만함과 맥도의 원활한 소통이므로 혈액의 운행과 가장 관계가 깊은 장기는 심·폐·간·비이다.

제3절 진액(津液)

1. 진액의 기본개념

진액은 몸 속에 있는 정상적인 체액의 총칭으로 각 장부조직 기관에 있는 체액 및 위액·장액·눈물·콧물·타액 등의 분비물을 포괄한다. 진액이 포괄하는 내용은 매우 광범위하다. 맥관의 혈액 외에도 기타 정상적인 액체는 모두 진액에 속한다. 진액은 단순한 수분 외에도 대량의 영양물질을 함유하고 있으므로 단순한 물의 개념이 아니라 모든 체액의 총칭을 의미한다. 다시 말해 진액은 대량의 영양물질을 포함하는 수분으로 맥 안에서 혈맥을 자윤하고 혈액을 생성하며 맥 밖에서는 전신의 장부·경락·조직·기관을 자양한다.

진액은 체중의 2/3 이상을 차지하며 장부(臟腑)·형체(形體)·관규(官竅) 등 기관의 조직내부에 광범위하게 분포하면서 자윤(滋潤)과 유양(濡養)작용을 담당한다. 동시에 진액은 기의 중요한 매개체로 작용한다. 기는 진액이 흐르는 수로(水路)역할을 담당하는 삼초를 통해 전신에 유포된다. 만약, 진액이 부족해지면 인체의 모든 조직기관은 자윤과 영양을 받지 못하게 되고 기도 진액을 따라 원활히 수포(輸布)되지 못하므로 생명활동에 영향을 주게 된다. 그러므로 진액은 인체를 구성하는 기본 물질인 동시에 생명활동 유지에 필요한 기본물질이다.

진액은 진과 액으로 구분된다. 양자는 성질·형상·기능 및 분포부위에서 차이를 갖는다. 성질이 비교적 맑고 묽으면서 유동성이 크며 체표의 피부·근육·공규(孔竅)에 분포하고 혈맥에 스며들어 자윤작용을 하는 것을 진(津)이라 하고, 골·관절·장부·뇌·척수 등의 조직에 분포하며 유양작용을 담당하고 성질이 비교적 농후하며 유동성이 적은 것을 액(液)이라 한다. 진과 액은 상호교류·전화하므로 "진액"이라고 통칭한다.

2. 진액의 생성·분포와 배설

진액의 생성·분포와 배설은 매우 복잡한 생리과정으로 여러 장부의 유기적인 역할을 통해 완성된다. 『내경』에서 "음식이 위로 들어가면 정기는 비로 들어가고, 정미지기(精微之氣)는 비기의 운화작용을 통해 전신에 퍼졌다가 다시 폐로 모여들고 통조수도(通調水道) 작용을 통해 수기(水氣)를 방광으로 흘러가게 하니, 수곡정기는 전신에 골고루 퍼져 오장의 경맥으로 유입된다."[54]고 하여 진액의 생성·분포·배설과정을 간단명료하게 개괄하였다.

진액의 생성

진액은 위·소장·대장에서 흡수한 음식물의 수분과 영양분에 의하여 생성된다.

위는 비기에 의존하여 수곡의 정미물질을 흡수하고 진액을 생성한다. 소장은 액(液)을 주관한다. 청탁을 분별하는 기능을 통해 음식물 중 대부분의 영양물질과 수분을 흡수하고 찌꺼기는 대장으로 내려 보낸다. 대장은 진(津)을 주관한다. 소장에서 내려보낸 음식물의 찌꺼기 중 여분의 수분은 재흡수하고 남은 찌꺼기는 조박(糟粕)의 형태로 변형시켜 체

---

54)   飮入于胃, 游溢精氣, 上輸于脾. 脾氣散精, 上歸于肺. 通調水道, 下輸膀胱. 水精四布, 五經幷行. 『素問·經脈別論』

외로 배출한다.

위·소장·대장에서 흡수한 수곡정미는 비의 운화작용에 의해 진액으로 변하여 전신에 분포된다. 그러므로 진액의 생성은 비·위·소장·대장과 관련이 깊다.

진액의 분포

진액의 분포는 주로 비·폐·신·삼초의 협력에 의해 완행된다.

비는 수곡정미의 생성과 운화를 주관하고 이들을 전신으로 수포하는 역할을 담당한다.

『내경』에서는 이를 일컬어 "비는 위가 진액을 운행하도록 한다."[55]고 하였다.

이렇듯 비는 진액의 생성·유포·대사과정에서 매우 중요한 위치를 차지한다. 담음(痰飮)·수종(水腫) 등과 같이 뭉쳐 형성되는 증후(症候)는 모두 진액의 운행에 장애가 생기는 것으로 대개 비의 운화기능실조가 주된 원인으로 작용한 것이다. 『내경』에서 "담음, 수종의 형성은 모두 비에서 비롯된다."[56]고 하여 진액의 운행에 대한 비의 역할을 강조하였다.

폐는 수도를 통조하는 작용이 있다. 폐가 비로부터 진액을 받으면 밖으로는 선발작용을 통하여 진액을 신체의 상부와 체표·피모로 보내고, 안으로는 숙강작용을 통하여 진액을 신체의 하부기관 및 내부로 수포(輸布)시킨다. 따라서 폐의 선발숙강기능이 정상이면 수도의 통조가 잘 되어 진액의 유포가 순조롭고, 선발숙강기능이 실조되면 수도를 통조하는 기능이 원활하지 못해 진액의 운행장애가 생겨 폐에 정체되므로 담음과 수종을 형성하는 원인으로 작용한다.

『내경』에서 "신은 수장(水臟)으로서 진액을 주관한다."[57]고 한데서 알 수 있듯이 신은 진액의 유포를 주재(主宰)한다. 이는 주요하게 두 가지 방면에서 나타난다.

첫째, 신의 정기의 기화(氣化)작용은 모든 진액대사를 추진한다. 위장(胃腸)에서 수곡정미를 흡수하고 비·폐·신·삼초가 진액을 수송하고 방광·폐·피부·대장이 수액을 배설하는 등은 모두 신중정기(腎中精氣)의 기화(氣化)작용을 통해 완성되므로 신이 진액을 주관한다고 할 수 있다.

둘째, 신은 신중정기(腎中精氣)의 증등기화(蒸騰氣化)작용을 통한 대사 과정을 거쳐 청

---

55) 脾主爲胃, 行其津液.『素問·太陰陽明論』
56) 諸濕腫滿, 皆屬於脾.『素問·至眞要大論』
57) 腎者水臟, 主津液.『素問·逆調論』

기(淸氣)는 증등(蒸騰)을 통해 삼초를 따라 폐로 올라 전신에 분포되고, 탁기(濁氣)는 방광으로 내려보내 체외로 배설시킨다. 이 때, 신의 정기 저장 기능[신장정(腎藏精)]에 의해 요액을 생성하는 과정에서 정미물질이 요액으로 삐져나가는 것을 방지한다. 이렇듯 신은 대사과정을 끝낸 진액 중에서 정미물질을 재흡수하여 전신에 흐르게 함으로써 정미물질의 유실을 방지하는 역할을 담당한다.

이와 같이 "신주진액(腎主津液)"이란 신양(腎陽)의 증등기화작용으로 진액의 생성·유포·배설에 영향을 줄 뿐 만 아니라, 소변의 생성과 배설량을 조절함으로써 전신 진액대사의 평형을 유지하는 것까지를 포함한다.

이상을 종합하면, 진액의 수포(輸布)는 비의 운화, 폐의 통조수도 작용과 신양의 증등기화(蒸騰氣化)작용에 의존하여 진행된다. 이때 삼초는 진액이 승·강·출·입하여 전신에 수포하는 통로로 작용한다.

진액의 배설

진액은 주로 땀·소변·호흡·대변 네 가지 경로로 배설된다.

진액은 폐의 선발작용으로 피모로 수포되고 신양의 증등기화작용을 통해 땀구멍으로 배설된다. 이렇게 진액이 기화되어 땀구멍을 통해 땀의 형태로 배설되므로 땀구멍을 "기문(氣門)"이라고 한다. 또한, 폐의 호흡과정에서 일정량의 진액이 체외로 배출된다. 땀과 호흡은 모두 폐의 선발기능과 관계가 있다.

신은 비·폐와 전신으로부터 아래로 내려온 진액을 청정한 것과 탁한 것으로 나누어 청정한 것은 증등기화(蒸騰氣化)하여 다시 전신으로 운반하고 탁한 것은 방광으로 보내 소변의 형식으로 방광에 저장하였다가 일정량이 모이면 기화작용에 의해 배설시킨다. 소변은 신의 증등기화에 힘입어 생산되며 신기의 고섭에 의해 방광에 저장되었다가 신과 방광의 기화에 의해 배설된다. 그러므로 소변은 방광을 통해 배설되나 실제로는 신에 의해 통제된다고 할 수 있다.

대변에 섞여 배설되는 수액의 양은 주로 위장의 흡수기능과 비의 운화기능에 의해 조절된다. 비위의 운화기능이 정상이면 대변에 포함된 수분이 많지 않지만, 비위의 운화기능이 실조되거나 수액을 정상적으로 흡수하지 못하면 수곡정미가 찌꺼기와 함께 그대로 대장으로 내려가 대변이 묽어진다.

종합하면, 진액의 배설은 주로 폐·비·신의 삼장(三臟)과 관계가 있다고 할 수 있다.

진액의 생성·수송·배설은 주로 폐·비·신·삼초에 의해 조절되지만 간의 소설기능과도 관계가 있다. 진액은 음에 속하고 성질이 정적이어서 기의 추동에 의존하기 때문에 기가 운행되면 진액도 운행되고 기가 정체되면 진액도 정지된다. 간의 소설기능은 전신에서 원활하게 기기(氣機)가 이루어지도록 하여 진액의 순환을 돕는다. 간이 소설기능을 상실하면 기기가 원활하지 못하게 되어 삼초를 통로로 하는 진액의 운행에 영향을 준다. 그러므로 간기가 울결되면 진액이 정체되어 담음(痰飮)이 발생하기도 한다.

3. 진액의 생리기능

진액은 영양물질로서 전신을 자윤·영양(滋潤·營養)하고 혈(血)로 화생(化生)된다.

진액은 액체로서 자윤작용이 강하며 동시에 각종 영양물질을 함유하고 있어 풍부한 영양을 공급한다. "진"은 액에 비하여 비교적 맑고 묽은 성질이 있으므로 주로 자윤작용을 하며, "액"은 진에 비하여 농후하고 영양물질을 많이 함유하고 있으므로 주로 영양작용을 한다.

진액은 피부와 모발을 영양하여 윤택하게 한다. 만약 진액이 부족하면 피부와 모발이 건조해지고 심하면 피부가 나무껍질처럼 거칠어지기도 한다. 진액이 손상되면 피부가 마르고 주름이 생기고 탄력성이 없어진다. 구규(九竅)로 유입된 진액은 눈·코·입 등을 윤택하게 하고 영양한다. 만약, 진액이 부족하면 목은 건조해지고 입술은 갈라지며 치아는 건조해지고 코는 건조해지며 심하면 코피가 나기도 한다. 눈이 매끄럽지 않고 침침해진다. 내장에서의 진액은 장부를 유양하여 장부의 활동을 순조롭게 한다. 예를 들어, 위액이 고갈되면 음식을 받아들이지 못해 소화불량이 생기고 장액이 고갈되면 변비가 생긴다. 옛사람은 이를 "물이 없으면 배가 멈추는" 현상에 비유하였다.

진액이 골수로 스며들면 골수·척수·뇌수에 충분한 영양을 주어 윤택하게 하고 골절로 스며들어 관절을 부드럽게 한다.

진액은 혈맥으로 스며들어 혈액을 조성하는 성분의 하나로 작용한다. 진액의 풍부한 영양물질은 혈맥을 영양해 그 기능이 원활해지도록 한다.

진액은 인체의 주요한 구성성분으로 전신에 유포되지 않는 곳이 없으며 유양작용 이

외에도 체내에서 기의 매개체 역할을 한다. 기는 양에 속하고 무형이며 동적이므로 반드시 음에 속하는 유형의 진액에 의존해야만 유실되지 않는다. 따라서 인체의 기는 반드시 진액에 의존하며 그 속에서 운동하고 변화한다.

제4절 기·혈·진액의 상호관계

기·혈·진액의 형상 및 기능, 성질은 각각의 특성을 가지고 있다. 그러나 이들은 모두 비위에서 운화된 수곡정기에서 비롯되며 인체를 구성하고 생명활동을 유지하는데 가장 기본적인 물질로서 상호전화·상호의존 한다.

1. 기와 혈의 관계

기는 양에 속하고 혈은 음에 속한다. 『난경(難經)』에서 "기는 온후(溫煦)작용을 주관하며, 혈은 유양(濡養)작용을 주관한다."[58]고 하여 기와 혈의 기능상 차이점을 간략하게 개괄하였다. 기는 혈을 생성·운반·영양하는 기능이 있고, 혈은 기의 매개체 역할로 기를 전신으로 실어 나르고 기를 생성하는 기능이 있어 이를 일컬어 "기는 혈의 통솔자[수(帥)]이고 혈은 기의 모체[모(母)]이다."라고 한다.

1) 기는 혈을 생성한다.

기가 부족한 사람이나 병으로 인해 기가 상한 사람은 얼굴에 혈색이 없는데 이것은 기력이 약해져서 혈액을 만들 수 없기 때문이다.

혈액의 생성과정에서 기화작용은 매우 중요하다. 장부의 기는 음식물에서 수곡정미를 화생하는데 수곡정미는 영기·위기·진액 등으로 나뉜다. 그 중 영기와 진액은 맥으로

---

58) 氣主煦之, 血主濡之. 『難經·二十二難』

들어가서 서로 결합하여 적색의 혈액으로 변화한다. 음식물에서 혈이 화생되기까지의 과정은 비(脾)·위(胃)·장(腸)(일부에서는 심·폐도 포괄함) 등 장부의 기화(氣化)과정이다. 그러므로 기가 혈을 화생한다고 한다. 기가 왕성하면 혈을 화생하는 기능도 강해져 혈이 충만해지고 기가 허해지면 혈을 화생하는 기능도 약해져서 혈허(血虛)가 발생한다.

2) 기는 혈을 운행한다.

혈은 음에 속하며 성질이 정적이므로 반드시 기에 의존해서 운행한다. 혈은 심기(心氣)의 추동운동에 의해 흐르고 폐의 선발작용에 의해 상부와 외부로 수포되며 숙강작용에 의해 아래와 내부로 흐른다. 또한 간의 소설기능은 혈액순환을 순조롭게 한다. 이렇듯 심·폐·간 삼장(三臟)은 혈의 운행에 중요한 역할을 한다.

만일 종기가 부족하면 심기가 허약해져 추동기능이 무력해지면 어혈이 발생하고 간의 소설기능이 저하되면 기가 울결되어 운행이 순조롭지 않으므로 역시 어혈(瘀血)이 형성된다. 이 밖에도 기기의 승강출입이 저하되면 혈이 기를 따라 운행하므로 혈의 흐름 역시 원활하지 않게 된다. 기가 위로 역행하면 혈이 기를 따라 상승하므로 두통이 오고 머리가 터질 듯하며 얼굴색이 붉어지고 눈이 충혈되고 심하면 피를 토하고 혼절하기도 한다. 기가 아래로 흐르면 혈도 이를 따라 하행하므로 아랫배가 꺼지거나 얼굴이 창백해지며, 하혈(下血)·요혈(尿血)·붕루(崩漏) 등의 증상이 나타난다.

3) 기는 혈을 통섭(統攝)한다.

기가 혈을 통섭한다는 것은 기가 혈액을 통섭하여 맥내를 운행하도록 하는 동시에 맥외로 이탈되지 않게 하는 것이다. 기의 이러한 고섭(固攝)기능은 비에 의하여 완성된다. 기가 허하면 혈액을 고섭하는 기능이 약해지므로 각종 출혈이 발생한다. 따라서 이를 치료할 때는 반드시 기(氣)와 비(脾)를 보(補)해 혈의 통섭기능을 회복시켜야 한다.

혈의 생성과 운행은 모두 기에 의존하여 이루어지므로 기와 혈의 관계를 "기는 혈의 통솔자"라고 하는 "기위혈지수(氣爲血之帥)"로 개괄하여 설명한다.

4) 혈은 기의 모체이다.

혈은 기의 모체라고 할 수 있다. 여기에는 두 가지 의미가 내포되어 있다.

첫째, 기는 형체가 없기 때문에 반드시 형체가 있는 혈에 의존하게 되어 있는데 그렇지 못하면 한 곳에 정착함이 없이 이리 저리로 떠다님으로써 결국 귀의(歸依)할 바가 없게 된다. 정혈(精血) 중에 있어서 기의 존재라는 것은 기가 정혈에 의해 실려져 있는 것과 같아서 위기(衛氣)가 비록 맥외(脈外)를 돌아다니고 있다고는 하지만 이 역시 진액에 의해 실려져 있는 것과 같다.

둘째, 장부·지절·구규 등 어떠한 부위도 혈의 유양을 받지 못하면 그 기능이 급속하게 저하되거나 혹은 상실되어 심하면 "탈저(脫疽)"같은 부분적인 괴사(壞死)가 발생한다. 모든 장부의 기능은 기에 의해 추진되지만, 기는 반드시 혈의 유양에 의존해야만 그 생리 효과를 발휘할 수 있으므로 혈은 기의 모체라 하여 "혈위기지모(血爲氣之母)"라고 한다. "혈위기지모"란 혈은 기의 매개체이며 기의 기능은 혈의 영양에 의존함을 의미한다.

혈이 기의 매개체 역할을 하므로 혈허(血虛)한 사람은 기의 부족이 동시에 나타나고 대량 출혈이 발생하면 기 역시 이에 따라 소진된다.

2. 기와 진액의 관계

기와 진액의 관계는 기와 혈의 관계와 매우 비슷하다. 진액은 기의 승강출입운동과 기화·추동·고섭 등의 작용에 의하여 생성·유포·배설된다. 기가 체내에서 존재·운동·변화하는 것은 혈에 의해서 이루어지며 또한 많은 부분이 진액에서도 이루어진다. 그러므로 진액은 기가 존재하고 운동하여 변화하는 장소라고 한다.

1) 기는 진액을 생성한다.

기는 진액의 생성과 수포의 물질기초이자 동력이다. 진액은 수곡정기에서 생성되는데 수곡정기는 비위의 운화에 의존한다. 기는 비위의 운화과정을 추동하고 자극함으로써 진액의 생성과 분포를 촉진한다. 비위의 기가 왕성하면 진액을 화생하는 역량이 강해지므로 체내의 진액이 충만해진다. 만약, 비위의 기가 허약하면 진액을 화생하는 힘이 미약해져 진액이 부족해진다. 이렇듯 진액의 성생은 전적으로 비위의 기에 의존한다.

2) 기는 진액을 운송한다.

진액은 정적인 유형물질로써 그 운반·변화·배설은 모두 기의 기화작용에 의존한다. 비·폐·신·삼초의 기는 승강출입하면서 끊임없이 운행함으로써 진액을 운반한다. 진액은 신체의 어느 부분으로 운반되는가에 따라 각기 다른 성질과 형태로 전화하는데, 진액이 오관(五官)에 도달하면 눈물·콧물·침[연타(涎唾)]으로 변하고 관절에 도달하면 관절액으로 위장으로 흐르면 장액과 위액이 되는 등 각각 다른 작용을 하는 액체로 변한다. 대사과정을 통하여 만들어진 폐액(廢液)과 체내에 있는 여분의 수분은 모두 땀·소변 또는 증기가 되어 호흡 등을 통해 체외로 배출된다. 이러한 진액의 전화와 배설과정 역시 기의 기화작용에 의해 이루어진다. 기가 부족하면, 기의 추동·기화작용이 약해지거나 기가 정체되어 원활하게 소통되지 못하므로 진액이 적체되어 수종·습·담·음 등과 같은 병리적 산물이 형성된다. 수·습·담·음은 모두 유형(有形)의 사기(邪氣)로써 기의 운행을 방해하여 기기의 원활한 소통에 영향을 주는 악순환을 낳게된다. 그러므로 병세가 쉽게 호전되지 않는다.

3) 기는 진액을 고섭한다.

기는 진액을 고섭하여 진액의 유실을 방지한다. 예를 들면 위기(衛氣)는 땀구멍의 개폐를 조절함으로써 주리(腠理)를 고섭하여 진액이 과다하게 외부로 새어나가는 것을 막고 신기(腎氣)는 하초를 고섭하여 진액이 과다하게 배출되는 것을 방지하는 한편 방광이 정상적으로 요액을 저장·배설하게 한다. 이런 연유로 기가 허하면 땀이 많이 나고 신기가 부족해지면 소변량이 많아진다.

4) 진액은 기의 매개체 역할을 한다.

기는 무형이며 동적이기 때문에, 반드시 유형의 진액에 의존하여 체내에 존재한다. 그러므로 진액이 대량으로 배설되면 기도 이를 따라 유실된다. 소변량이 지나치게 많아도 전신이 무력해지는 것은 기가 진액을 따라 일탈하기 때문이다.

3. 혈과 진액의 관계

혈과 진액은 근원이 같고 기능이 유사하며 상호 전화되므로 양자의 관계는 매우 밀접하다.

근원을 살펴보면, 혈과 진액은 모두 수곡정미가 화생한 것이므로 "진혈동원(津血同源)"이라고 한다. 형태와 기능을 보면, 혈과 진액은 모두 유형이고 정적으로서 음에 속하며, 유양하는 기능을 가지고 있다. 혈은 맥내로 흐르고 진액은 맥의 안밖으로 흐른다. 진액이 맥 안으로 스며들어 영기와 결합하면 적색의 혈로 변함으로써 혈액의 구성성분이 된다. 맥 중의 진액이 영기와 분리되어 맥외로 스며나가면 혈에서 진액으로 변한다. 그러므로 맥의 내부에서 영기와 결합한 진액은 혈이 되고 맥의 외부로 스며들어 영기와 분리된 것은 진액이다. 분리되고 결합하며 맥의 내부로 들어가고 맥의 외부로 나오면서 진액과 혈은 상호 전화한다.

병리적으로도 혈과 진액은 서로 영향을 주고받는다. 음식의 섭취량이 부족하거나 비위가 허하면 소화기능을 충분히 발휘되지 못하므로 수곡정미의 생산이 감소된다. 이로 인해 안색이 창백해지거나 근육의 탄력이 감소하는 등 혈과 진액의 부족현상이 나타난다.

만약, 대량 출혈로 맥 중의 혈이 급속히 감소하면 맥 외의 진액이 대량으로 맥 중으로 유입되어 혈을 보충한다. 이 때 맥 외 진액의 급속한 감소로 심한 갈증을 느끼게 된다. 이와 반대로 땀·토사(吐瀉)·화상 등으로 인해 진액이 대량으로 유실되면 혈의 진액 성분이 맥 외로 스며 나와 진액을 보충하게 되므로 혈액량이 상대적으로 감소하여 혈액 농도가 짙어지며 어혈이나 건혈(乾血)이 발생한다. 그러므로 고대 의가들은 "혈액이 유실된 환자는 땀이 나게 해서는 안 되고, 진액이 손실된 환자는 더 이상 출혈을 하면 안 된다."고 강조하였다.

【복습문제】

1) 기, 혈, 진액의 생성과정과 장부와의 관계에 대하여 설명하시오.

2) 기의 각종 기능과 장부의 기능과의 역학 관계에 대하여 설명하시오.

3) 혈의 기능과 장부와의 관계에 대하여 설명하시오.

4) 혈의 순행과정에서 각 장부의 역할에 대하여 설명하시오.

5) 진액의 기능에 대하여 설명하시오.

6) 기, 혈, 진액간의 상호관계와 생성, 기능, 병리변화에 미치는 영향에 대하여 설명하시오.

제3장

장(臟)과 부(腑)

제1절 장부총론

1. 장부의 개념

장부(臟腑)는 인체에 있는 내장(內臟)의 총칭이다. "장(臟)"은 장(藏)이며 저장한다는 말로써 정기(精氣)를 저장한다는 뜻이고 "부(腑)"란 모이는 곳이니 창고 역할을 한다는 의미이다.

장부(臟腑) 생리기능의 상이한 특징을 근거로 하여 장(臟)·부(腑)·기항지부(奇恒之腑)로 나눌 수 있는데 오장육부(五臟六腑)와 기항지부(奇恒之腑)는 조직구조와 생리기능에 있어 각각의 특징을 갖는다. 조직구조에 있어서 장(臟)은 실질적인 장기(臟器)이고 부(腑)는 주로 안이 빈 공강(空腔)의 기관이며 기항지부(奇恒之腑)는 부(腑)와 다르고 또 장(臟)과도 다르며 수곡(水穀)과 직접 접촉하지 않는 등 외부와는 상대적으로 단절된 밀폐된 조직기관이다.

장부의 생리는 오장계통을 연구하여 그 기능과 상호관계를 이해하고 생명현상을 파악하는 기초가 된다. 이를 위하여 오장과 육부의 기능은 물론이고 오장(五臟)육부(六腑)와 오체(五體), 오관(五官), 오액(五液), 오화(五華), 오지(五志) 등 장부를 구성하는 조직·기관 및 정신(精神)·정지(情志)활동의 유기적인 관계의 상관성을 중심으로 총체적인 생명현상을 이해해야 한다.

여기에서 주목해야 할 사실은 침뜸의학의 장부개념은 개론에서 잠시 설명했듯이 현대의학적인 개념과 일치하지 않는다. 침뜸의학에서 장부는 체내조직기관의 형태에 대한 명명일 뿐 아니라 특수한 생리기능단위를 나타내는 포괄적인 개념이다. 예를 들어 장상학에서의 심(心)은 해부학적인 실체이외에도 순환계통 기능과 함께 정신신경계통 기능을 담당하는 포괄적인 개념이다. 형태학적 명명에 준하는 현대의학의 신장의 개념과는 다소 차이가 있다. 이 밖에도 장상학은 장부의 생리기능과 병리현상뿐만 아니라 장(臟)과 체표조직기관의 관계, 장과 타 기관과의 관계도 함께 설명한다. 인체의 내부와 내부, 내부와 외부, 장과 장, 장과 부, 부와 부, 장부와 체표의 감각기관 사이에는 모두 치밀한 연관관계를 형성한다. 그러므로 질병의 발생·발전과 치료과정에서 상호 긴밀한 영향을 주고받는다. 장부 병변은 체표 감각기관으로 표출되고 체표의 감각기관에 나타나는 현상으로 장부의 기능을 추측한다. 예를 들어, 심화(心火)가 항성(亢盛)하면 가슴이 답답하고 혀가 붉어지는 증상이 나타난다. 심장의 열이 소장으로 옮겨지면 소변량이 줄고 색이 진해진다. 눈동자와 피부가 노랗게 변색되면 간장의 병변을 추측할 수 있다.

이처럼 장상학에서 말하는 장부는 해부학적인 개념뿐만 아니라 기능단위도 함께 내포한다.

2. 장부간의 관계

1) 운반과 저장

장과 부는 동기(同氣)이나 일기(一氣)가 음양(陰陽)으로 나누어져 이들의 기능상 특징을 근거로 하여 구분한 것이다. 오장의 공통적인 생리적 특징은 정기를 화생하고 저장하는 것이며 육부의 공통적인 생리적 특징은 음식물의 소화(消化)·흡수(吸收)·전도(傳導)·배설(排泄)을 주관하는 것이다. 이를 『내경』에서는 "오장이란 정기를 저장하되 배출하지는 않는 까닭에 충만한 상태를 유지하되 가득 차진 않는다. 육부는 음식물을 소화·운송하지만 저장하지는 않으므로 가득 차지만 충만하지는 않다."[59]고 설명하고 있다. 이렇듯 장과 부는 각각의 기능적 특성을 갖고 있지만 이들은 생리 또는 병리 변화를 불문하고 모두 불가분의 밀접한 관계를 가지고 있다. 예를 들면 장은 이부(裏部)에 속하므로 음에 속하고 부는 표부(表部)에 속하므로 양에 속하지만 음양이 표리관계로 배합(配合)한다.

2) 생성과 제약

오장(五臟)은 서로 생성하고 제약하는 관계이다. 즉 간(肝)은 근(筋)을, 근(筋)은 심(心)을, 심(心)은 맥(脈)을, 맥(脈)은 비(脾)를, 비(脾)는 육(肉)을, 육(肉)은 폐(肺)를 만들고, 폐(肺)는 피(皮)를, 피(皮)는 신(腎)을, 신(腎)은 골(骨)을 만들고, 골(骨)은 간(肝)을 각각 만들

---

59) 五臟者, 藏精氣而不瀉也, 故滿而不能實. 六腑者, 傳化物而不藏, 故實而不能滿. 『素問·五臟別論』

어내는 것처럼 장(臟)은 그 관장하는 기관을 통하여 밀접하게 연결되어 상호 원조하고 있다. 이는 오행의 상생(相生) 관계이다. 그러나 신(腎)은 심(心)의 주(主)이고, 심(心)은 폐(肺)의 주(主)이며, 폐(肺)는 간(肝)의 주(主)이고, 간(肝)은 비(脾)의 주(主)이며, 비(脾)는 신(腎)의 주(主)인 것처럼 오장(五臟)은 상호 제약하고 있다. 이는 오행의 상극(相剋) 관계를 반영한다.

이처럼 장(臟)과 장(臟)은 서로 생성·원조함과 동시에 서로 제약하여 평형과 협조하며 상호 순환한다.

3) 표리(表裏)의 관계

장(臟)과 부(腑)는 십이경맥의 연계를 통하여 표리(表裏) 관계를 이루고 있다. 즉 심과 소장, 폐와 대장, 간과 담, 비와 위, 신과 방광, 심포와 삼초는 바로 표리관계로 각각을 떼어서 생각할 수가 없다. 이 관계를 전통의학에서는 장부의 '표리관계(表裏關係)'라고 부른다. 예를 들어, 신(腎)의 이상은 방광의 병변과 결합하고 폐(肺)의 이상은 대장(大腸)의 이상을 초래한다.

제2절 오장(五臟)

1. 간(肝)

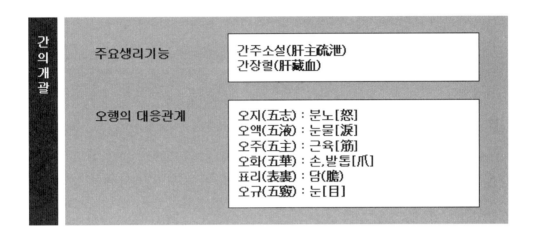

간 의 개 괄	주요생리기능	간주소설(肝主疏泄) 간장혈(肝藏血)
	오행의 대응관계	오지(五志) : 분노[怒] 오액(五液) : 눈물[淚] 오주(五主) : 근육[筋] 오화(五華) : 손,발톱[爪] 표리(表裏) : 담(膽) 오규(五竅) : 눈[目]

1) 부위와 형상

간은 횡격막 아래 우측 협부(脇部)에 위치한다. 간은 혼(魂)을 담고 있고 혈을 저장하며 근(筋)의 근본이 된다. 간은 오행 중 목(木)에 속하고 동(動)하고 승(昇)하는 기운을 갖고 있다. 『난경』에서는 간의 무게는 사근사량(四斤四兩)[60]이고 좌우 두 엽으로 되어있다고 하였다. 간이 두 엽으로 되어있는 것은 만물이 새롭게 탄생할 때 초목의 껍질이 터지면서 두 떡잎이 싹트는 자연현상에 비유되어 설명되는데 이는 간의 형상이 봄에 상응하는 만물의 소생을 담고 있음을 의미한다.

2) 생리특성

간은 소설(疏泄)과 장혈(藏血)의 기능을 좌우하는 요인이 되는 간기의 승발(昇發)·조

---

60) 약 1500g

달(條達)과 간의 섭생에 있어 중요하게 고려되어야 할 강장(剛藏)이라는 특성이 있다. 이는 간이 춘기(春氣)와 상통하고 목(木)을 형상화하였으므로 목성(木性)의 곡직(曲直)·발산(發散)과 춘기의 생장·발산의 특성을 형용한 것이다. 이를 『내경』에서 "봄은 목기(木氣)가 다스리니 인체에서는 간이 이에 상응하여 생기가 맹동(萌動)하고 간기(肝氣)의 성질이 급(急)하여 그 변동이 바람처럼 신속하다"[61]고 하였다.

3) 생리기능

(1) 간은 소설을 주관한다. [肝主疏泄]

"소(疏)"는 소통(疏通)이며, "설(泄)"은 발설(發泄)·승발(昇發)의 뜻이다. 간이 소설을 주재하는 것은 간기(肝氣)가 올라가고 펴지는 기능이 있음을 가리킨 것이다. 즉 간이 전신의 기·혈·진액 등을 소통시키고 발산시켜 창달(暢達)하게 하는 작용을 말한다. 간은 강성(剛性)의 장기로 상승하는 운동을 주관하고 울결됨을 싫어하나 지나치게 상승·소설하도록 해서는 안 되고 부드러움과 쾌적함을 유지시켜야 한다.

간의 소설기능은 주로 다음과 같은 세 가지 방면으로 표현된다.

기기(氣機)를 잘 통하게 조절한다.

기기(氣機)는 기의 승강출입(昇降出入) 운동을 말한다. 인체 각 장부조직의 기능활동은 모두 기의 승강출입 운동에 의존한다. 간은 상승과 발산을 주관하는 생리적 특성이 있으므로, 기기의 소통과 창달에 필요한 중요한 역할을 담당한다. 다시 말해 간의 소설기능이 정상이면 기기는 소통·창달되고 기혈은 조화를 이루며 장부·경락·기관 등의 활동도 원활히 작용한다. 간이 소설기능을 잃으면 다른 장부에 영향을 미치는 이외에도, 다음과 같은 병리현상이 나타난다. 간의 소설기능이 약해지면 기의 승발·소통 및 창달이 장애를 받아 "기기불창(氣機不暢)"·"간기울결(肝氣鬱結)"의 병리변화가 나타나 유방과 옆구리가 찌르듯 아프고 아랫배 등의 국부에 더부룩하고 불쾌한 통증인 창통(脹痛)이 나타난다. 반대로 간의 소설기능이 지나면 간기가 위로 역행하여 머리가 터질 듯이 아프고, 얼굴이 붉어지며 눈이 충혈되고 흉협이 가득 찬 듯 더부룩하고 가슴이 답답하고 초조하여[번

---

61) 春者, 木始治, 肝氣始生, 肝氣急, 氣風疾. 『素問·水熱穴論』

조(煩燥)] 쉽게 화를 내는 등의 증상이 나타난다. 혈이 기를 따라 위로 역행하면 토혈(吐血)·각혈(咯血)하게 되고 심하면 갑자기 혼미해져 사람을 알아보지 못하게 되는 "기궐(氣厥)"에까지 이르게 된다.

혈액의 운행과 진액의 수액대사 역시 기기의 소통에 의존한다. 만약 기기가 울체되면 혈액과 진액의 운행도 반드시 영향을 받게 되는데, 예를 들어 혈액이 정체되면 어혈이 형성되고, 진액이 정체되면 담이 형성된다. 심한 경우, 기혈이 담기(痰氣)와 서로 엉키어 종괴(腫塊)·담핵(痰核) 등을 형성한다. 만약 기역(氣逆)이 지나치면 혈액이 맥중을 따라 순행하지 못하므로 출혈 등의 증상이 나타난다.

비위(脾胃)의 소화기능을 촉진한다.

간(肝)의 소설(疏泄)기능이 정상이어야 비위(脾胃)의 승강(昇降)과 담즙(膽汁)의 분비(分泌)·배설(排泄)을 도울 수 있다. 만약 간(肝)의 소설기능이 실조되면 소화기능에 병변이 나타난다. 가령 간기가 울결(鬱結)된 환자는 흉협(胸脇)이 창통(脹痛)하고, 마음이 조급해지고, 화를 잘 내는 증상과 함께 위기(胃氣)가 하강하지 못하여 트림이 나고, 비기(脾氣)가 상승하지 못하여 설사를 하는 등의 증상이 나타난다. 이는 간(肝)의 소설(疏泄)기능이 정상이어야 비위(脾胃)는 정상적인 소화기능을 유지할 수 있음을 말한다.

간은 담즙을 생성하여 음식물의 소화를 돕고 담즙의 분비는 또한 간의 소설기능에 직접적으로 영향을 받는다. 다시 말해서 간의 소설기능이 정상이면 담즙의 분비와 배설이 정상을 유지하며, 간의 소설기능이 비정상이면 담즙의 생성에 영향을 미칠 뿐만 아니라 담즙의 분비와 배설에까지 영향을 미쳐서 비위의 운화기능에 장애를 일으키므로 식욕이 감퇴하고 입이 쓰며, 황달 증상이 나타나고 기름진 것을 싫어하며, 복부가 더부룩하고 답답한 병증이 발생한다. 따라서 간의 소설기능을 정상으로 유지하는 것은 비위의 정상적인 운화기능을 유지하는데 중요한 조건이다.

이 밖에도 간의 소설작용은 혈액(血液)과 수액(水液)의 운행에도 밀접한 관계가 있다. 예를 들면 간의 소설기능이 균형을 잃으면 기(氣)가 막히고, 수기(水氣)가 머무르고 배뇨기능 장애가 발생해 수종(水腫), 복수(腹水) 등의 수분정체 현상이 나타난다.

정지(情志)를 소통 · 창달한다.

정지활동은 외계사물에 대한 뇌의 반응이며, 심리활동의 범위에 속하는데 간의 소설기능과도 밀접한 관계가 있다.

간기의 소설기능이 정상이면 기혈이 화평해지고 정신이 유쾌해진다. 만약 간의 소설기능이 상실되어 간기가 순조롭지 못하면 바로 정지(情志)의 이상변화가 나타난다. 가령 간기가 억압되어 막히면 흉협(胸脇)이 창만(脹滿)하고, 마음이 울적하여 즐거워하지 않으며 의심이 많아지고 생각이 많아진다. 심하면 마음이 침울하고 잘 울며 월경불순 등의 증상이 나타날 수 있다. 간기가 지나치게 넘쳐나면 마음이 조급해지고 화를 잘 내며 잠을 못 이루고 꿈이 많으며 머리와 눈이 어지럽고 귀에서 소리가 나거나 잘 들리지 않는 증상이 나타난다. 이와 반대로 정서에 변화가 생겨도 간의 소설기능에 영향을 줄 수 있다. 가령 대노(大怒)하거나 지나치게 억울한 감정이 생기면 간기가 울결(鬱結)되어 간의 소설기능에 영향을 미치게 된다.

또한 간은 정서와 의식에도 관계가 있다. 특히 사람의 용맹(勇猛)과 지략은 간과 밀접한 관계가 있다. 우리가 흔히 간덩이가 부은 사람, 간이 큰 사람이라 하는 것은 간의 기능에 비유하여 말하는 것이다. 『내경』에서 "인체의 장기를 정부조직(政府組織)에 비유하면 간장(肝臟)은 장군의 관직과 같으므로 모려(謀慮)가 여기에서 나온다."[62]고 하였다.

(2) 간은 혈액의 저장을 주관한다. [肝主藏血]

침뜸의학에서 간은 혈을 저장하는 생리기능이 있다고 본다. 이는 간장이 혈액을 저장하고 혈액량을 조절하는 기능이 있음을 가리킨다. "간장혈(肝藏血)"은 『영추(靈樞) · 본신(本神)』, 『소문(素問) · 조경론(調經論)』에서 처음으로 보인다.

간장혈(肝藏血)과 인체 혈류량의 증감상태

인체 각 부분의 혈액은 생리상태에 따라 혈류량이 달라진다. 사람이 휴식이나 수면을 취할 때에는 인체의 혈액수요량은 바로 감소하므로 여분의 혈액은 간으로 돌아와 저장된다. 정신적 혹은 육체적인 노동을 할 때에는 인체의 혈액수요량이 증가하므로 간에 저장

---

62) 肝者, 將軍之官, 謀慮出焉. 『素問 · 靈蘭秘典論』

되었던 혈액은 바로 배출되어 인체활동에 필요한 양을 공급한다. 즉 간은 인체 활동량의 증감, 강약 및 정서변화상태에 따라 혈액을 저장하고 혈액량을 조절한다.

간장혈(肝藏血)과 장부조직활동과의 관계

간혈(肝血)은 장부조직의 활동에 기본이 된다. 만약 간에 병이 있으면 혈을 저장하는 기능이 상실되어 인체 기능 활동에 영향을 주는 동시에 혈액의 병리변화를 야기한다.

간혈이 부족하면 눈이 어두워지고, 근육경련이 일어나고, 굴신(屈伸)이 자유롭지 않고, 월경량의 감소되니 심지어 폐경(閉經) 등의 증상을 초래한다.

간장혈(肝藏血)과 간주소설(肝主疏泄)과의 관계

혈액이 운행하려면 심·폐기의 추진력과 비기의 통섭기능 뿐 아니라 소설기능의 협조가 이루어져야 한다. 만약 간의 소설기능실조로 간기가 울체(鬱滯)되어 펴지지 못하면 혈도 이를 따라 막혀 통하지 않게 되므로 가슴과 옆구리가 찌르듯이 아프고 월경(月經)에 이상이 생겨 어혈이 비친다. 심하면 폐경까지 이른다. 간기(肝氣)가 거꾸로 역행하면 피를 토하거나 코피[비뉵(鼻衄)]·하혈[붕루(血崩)] 등의 병리변화가 나타난다. 임상에서 갑자기 노(怒)한 뒤에 피를 토하는 증후는 간에서 그 원인을 찾는데 그 이론은 바로 노상간(怒傷肝)·간장혈(肝藏血)에서 기인한다. 그 기전은 몹시 성을 낼 경우에 정신적으로 급격한 자극을 받게 되고, 간의 기능에 영향을 주어 간기가 거꾸로 올라가므로 간이 혈을 저장하는 작용을 유지할 수 없기 때문에 혈액이 기를 따라 상역(上逆)하게 되고 밖으로 터져 나가기 때문에 토혈(吐血)이 발생한다.

4) 기능발현

(1) 간의 신(神)63)은 혼이다. [肝藏魂]

혼(魂)은 신(神)을 따라 왕래하면서 신기(神氣)를 보필하는 정신활동의 하나이다. 혼(魂)의 활동은 간혈과 밀접한 관계가 있다. 『내경』에서는 "간은 혈을 저장하는데 혈은 혼이 머무르는 곳이다."64)라고 하였다. 그러므로 간혈이 충족하면 혼이 머무를 곳이 있어 망행(妄行)하여 떠돌지 않으나 간혈이 부족하면 실면(失眠), 악몽(惡夢), 와침불안(臥寢不安), 몽유(夢遊), 잠꼬대 등이 나타난다. 만약 혼이 손상을 받으면 정신부진(精神不振)이나 황홀(恍惚), 혼수상태 등에 빠지게 된다.

(2) 간의 지(志)65)는 노(怒)이다. [在志爲怒]

노(怒)는 격동하는 감정(情志)의 변화로 간의 기능활동과 밀접한 관계가 있다. 따라서 간혈이 충족하고 간기가 화평한 사람은 외부자극에 대하여 노함이 과하지 않고 절제하고 강직하며 아첨하지 않는다. 만약 간의 음혈(陰血)이 부족하거나 간기(肝氣)가 지나치게 왕성하면 조그마한 자극에도 쉽게 노한다.

노(怒)의 정지는 주로 간기횡역(肝氣橫逆), 간기상항(肝氣上亢), 간화상염(肝火上炎)으로 기혈의 운행에 영향을 미치므로 "폭노상간(暴怒傷肝)"이라 한다. 주요 임상증후는 현훈(眩暈), 두통(頭痛), 면홍(面紅), 목적(目赤), 이노(易怒), 광조(狂躁), 혼궐(昏厥) 등이 발생한다.

---

63) 신(神) : 오장이 각각 갈무리하고 있는 신(神), 즉 신(神)·혼(魂)·백(魄)·의(意)·지(志)를 합칭하여 "오신(五神)"이라 한다. 『素問·宣明五氣篇』에서 "간장혼(肝藏魂)·심장신(心藏神)·폐장백(肺藏魄)·비장의(脾藏意)·신장지(腎藏志)"라고 하여 정신이 오장에 배속되어 있음을 설명하였다.

64) 肝藏血, 血舍魂. 『靈樞·本神』

65) "지(志)"란 정지(情志)를 말한다. 정지와 오장의 생리활동은 매우 밀접한 관계가 있다. 장상론은 희(喜)·노(怒)·사(思)·비(悲)·공(恐) 오지(五志)가 오장에 속하는 것으로 보고 있다. 예를 들면, 『소문(素問)·천원기대론(天元紀大論)』에서 "사람에게는 오장이 있어서 오기(五氣)를 화생(化生)하며 이로써 희(喜)·노(怒)·우(憂)·공(恐)이 생기게 되었다."고 하였다.

(3) 간은 근(筋)을 주관한다. [肝主筋]

근(筋)은 근막(筋膜)66)으로 뼈에 부착되며 관절로 모인다. 이는 관절(關節)과 기육(肌肉)을 이어 주어 운동을 맡는 중요한 조직으로 팔다리와 몸통을 굽히고 펴고 회전하여 활동을 유지시켜 준다. 이러한 근의 활동은 간혈의 자양(滋養)에 의존한다. 간혈(肝血)이 충만하면 지체(肢體)의 근막(筋膜)이 튼튼하고 실하여 근(筋)이 정상적인 운동을 유지하고 손·발톱이 촉촉하고 윤택하며 건강하다. 간혈(肝血)이 부족하여 근(筋)을 길러 주지 못하면 수족(手足)이 떨리며, 지체(肢體)가 마비(麻痺)되는 증상이 나타난다. 심하면 몸을 구부리지 못하는 증상 등이 나타난다. 간혈(肝血)이 극(極)에 달하면 간풍(肝風)이 요동(搖動)하 사지경련(四肢痙攣), 몸이 활처럼 휘면서 강직되는 각궁반장(角弓反張), 치아를 꽉 다물고 풀지 못하는 아관긴급(牙關緊急) 등의 경련, 강직 증상이 발생한다.

(4) 간의 정화(精華)는 조갑(爪甲)에 나타난다. [其華在爪]

손·발톱은 근(筋)의 여분(餘分)이며, 근(筋)은 간(肝)이 주재한다. 간혈(肝血)의 성쇠(盛衰)가 근(筋)의 운동에 영향을 주기 때문에 손·발톱의 질과 형태로 간혈의 성쇠를 알 수 있다. 간혈(肝血)이 충족하면 근력(筋力)이 건장해지고, 손·발톱도 강하고 매끄러우며 광택이 난다. 간혈(肝血)이 부족한 환자는 손·발톱이 얇아지고 거칠며 윤택하지 않고 창백해지는 현상이 나타나고 심하면 손톱의 중앙이 금이 가고 함몰(陷沒)되는 현상이 나타나기도 한다. 연로(年老)하여 전신 기혈(氣血)이 쇠약해지면 간혈(肝血)이 왕성하지 못하므로 손·발톱이 마르고 약하여 부스러지기 쉬운 상태가 된다. 임상에서는 보통 손·발톱의 강도·두께·빛깔로 간의 건강 여부를 진단한다.

---

66) 근막 : 근육과 건(腱)을 포괄한다. 근육의 질긴 부분으로 뼈에 붙어있는 것을 근(筋)이라고 하고, 근건(筋腱)의 바깥쪽을 싸고 있는 것을 막(膜)이라 하는데 근막은 관절, 기육과 이어져 신체활동을 주관한다. 『동양의학대서전』

(5) 개규우목(開竅于目), 기액위루(其液爲淚)

간은 눈으로 개규(開竅)한다.

간(肝)이 눈으로 공규(孔竅)를 연다는 것은 간의 정기(精氣)가 눈에 통하는 것을 가리킨다. 오장육부의 정기(精氣)는 혈맥(血脈)을 통하여 모두 눈에 흘러 들어오지만, 그 중에서도 간이 가장 중요한 역할을 담당한다. 간은 혈을 저장하고 간의 경맥(經脈)은 위로는 목계(目系)에 이어지기 때문이다. 눈으로 볼 수 있는 것은 간혈(肝血)의 유양에 의거하는 것으로 간기능의 정상여부는 눈을 통해고 판단할 수 있다.

간의 액은 눈물이다.

눈물은 간혈 중의 진액이 눈으로 나와 화생(化生)한 수액으로 눈을 윤택하게 하고 안압을 유지하는 작용을 한다. 정상적인 상황에서 눈물은 눈을 윤택하게 하고 밖으로 흐르지 않으나 이물질이 침입하면 대량으로 분비되어 눈을 청결하게 하고 이물을 제거시키는 작용을 한다. 간음(肝陰)이 부족하면 눈이 건조하여 뻑뻑하며 간혈이 부족하면 물체가 흐리게 보이거나 야맹증(夜盲症)이 발생한다. 간의 경맥(經脈)에 풍열(風熱)이 있으면 눈이 충혈되어 붓고 아프며 간화(肝火)가 상염(上炎) 하면 눈이 충혈되고 눈곱이 생긴다. 간양(肝陽)이 상항(上亢)하면 머리가 어지럽고 눈이 침침해진다. 간은 눈으로 개규(開竅)한다는 이론을 제시함으로써 눈을 통해 대부분의 간과 관련한 병리변화를 관찰하고 변증논치의 준거로 삼는다.

(6) 기응재협(其應在脇)

협(脇)은 겨드랑이 아래부터 늑골(肋骨)이 끝나는 부위를 말한다. 간은 우측 옆구리 하단의 복중(腹中)에 위치한다. 그 기기(氣機)는 좌측으로 상승하고 경맥은 체간의 측면인 협륵(脇肋)에 분포한다. 그러므로 협륵(脇肋)은 간의 중요한 외곽 보호조직으로 간의 지배를 받는다. 예를 들어, 간기가 조화롭고 간경이 잘 통하면 협부가 살쪄 부드럽고, 만약 간기(肝氣)가 울결하고 경맥이 잘 통하지 않거나 기체혈어(氣滯血瘀)가 되면 돌아눕기가 불편하거나 더부룩 답답한 통증이나 찌르는 듯한 통증이 발생한다. 따라서 협부에 발생하는 일련의 병변은 간의 병리변화를 반영한다.

2. 심(心)

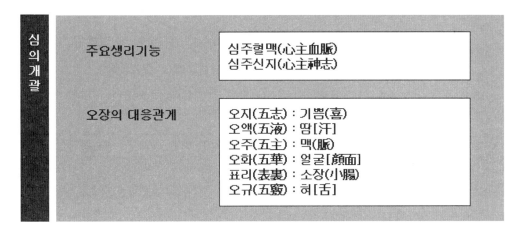

심의개괄	주요생리기능	심주혈맥(心主血脈) 심주신지(心主神志)
	오장의 대응관계	오지(五志) : 기쁨(喜) 오액(五液) : 땀[汗] 오주(五主) : 맥(脈) 오화(五華) : 얼굴[顔面] 표리(表裏) : 소장(小腸) 오규(五竅) : 혀[舌]

1) 부위와 형상

심(心)은 오장육부 중에서 가장 중요한 위치에 있다. 횡격막 위 가슴 한 복판에 위치하며 제5흉추에 부착되어 있다. 바깥은 심포락(心包絡)이 보호하고 있다. 형태는 둥글면서도 위가 뾰족하여 아직 개화하지 않은 연꽃의 모양과 같다. 『유경도익(類經圖翼)·경락(經絡)』에서는 "심은 폐관의 하부, 횡경막의 상부에 있으며, 척(脊)의 제5추에 부착되어 있다 …… 심의 외부를 적황색의 지막(脂膜)이 감싸고 있는데 이것을 심포락이라 한다."[67]고 하였다.

2) 생리특성

심은 화(火)의 장(臟)으로 화(火)는 밖으로 드러남이고 밝음으로 사물을 밝게 비추는 「주명(主明)」의 특성이 있다. 인체에 있어서 이러한 특성은 심의 정신작용으로 발현되니 '신명출언(神明出焉)'이라 한다.

심의 성질은 온열(溫熱)하고 염상(炎上)하므로 이에 상응하여 심양(心陽)은 인체를 온후(溫煦)하고 심화(心火)는 쉽게 달아오른다.

---

67) 心居肺管之下, 膈膜之上, 附着脊之第五椎……心象尖圓, 形如蓮葉……心外有赤黃裏脂, 是 爲心包絡.

3) 생리 기능

『내경』에서는 "심은 관직으로 비유하면 군주(君主)와 같아 신명(神明)이 나오는 곳이
다."[68]라고 하였다. 심의 중요한 생리기능은 혈맥(血脈)·정신(精神)·한액(汗液)을 주재
하는 것이다. 심은 맥과 상합(相合)하고, 혀로 공규(孔竅)가 열리며, 심장의 정상여부는 얼
굴에 나타나고 정지(情志)는 희(喜)이다.

오장을 음양으로 구분하면 심의 속성은 "양(陽)"이다. 『내경』에서는 심을 "양중(陽中)
의 태양(太陽)"이라고 하였다. 심은 오행 중에서 속성이 "화(火)"에 속하므로 『소문(素
問)·육절장상론(六節藏象論)』에서 심은 계절 중에서 여름과 통한다고 하였다.

(1) 심은 혈맥을 주관한다. [心主血脈]

심주혈맥(心主血脈)은 심이 혈액순환을 추동(推動)하여 전신으로 혈액을 수송하는 작
용을 말한다. 맥은 혈액이 운행되는 통로로 전신의 혈은 맥에서 운행된다. 그러므로 『내
경』에서 맥을 혈의 집 '혈지부(血之府)'[69]라 지칭하였다. 혈액은 위(胃)의 소화와 비(脾)의
운화과정을 거쳐 생성된 수곡정미에서 전화되어 심장의 박동에 의하여 혈맥(血脈)을 통
해 운행되어 전신에 영양을 공급하므로 『내경』에서 "모든 혈액은 심에 속한다."[70]고 하
였다. 심장의 정상박동은 모두 심기의 직접적인 동력에 의한다. 전신의 기는 각각 그 쓰임
새를 갖는데 심(心)은 화장(火臟)으로 염상(炎上)을 주관한다. 불꽃이 피었다 사그러 들면
서 타오르듯 심기(心氣)는 심장의 정상박동과 혈액순환의 동력으로 작용한다하여 "심은
혈맥의 기를 장(藏)한다."고 한다.

즉 심은 혈액순환의 중추로 혈액의 순환을 추동하여 전신의 각 조직·기관을 영양하고
이들의 정상적인 기능활동을 유지케 한다.

심이 혈맥을 주관하는 기능의 정상여부는 심장박동, 안색, 맥상(脈象), 설색(舌色) 및 심
흉부(心胸部)의 감각 등으로 나타난다. 심기가 왕성하면 혈액이 맥도를 따라 정상적으로
운행되고 심혈이 골고루 전신을 영양하여 안색이 윤택하고 생기가 넘쳐흐르며 맥상은 조

---

68) 心者, 君主之官, 神明出焉. 『素問·靈蘭秘典論』
69) 『素問·脈要精微論』
70) 諸血者皆屬于心. 『素問·五藏生成論』

화롭고 힘이 있다. 만약 심기가 부족하여 혈맥이 공허하면 가슴이 불안정하게 뛰고 안색이 생기가 없고(面色不華) 맥이 약하고 가늘어지거나 혹은 무력하게 되고 심하면 혈행이 껄끄러워져 색맥(澁脈), 심통(心痛), 청색증(靑色症) 등이 나타난다.

(2) 심은 신지를 주관한다. [心主神志]

심이 신지(神志)를 주관하는 기능을 "심주신명(心主神明)", "심장신(心藏神)"이라고 한다. 신지(神志)란 정신(精神)·의식(意識)·사유(思惟)활동으로 고도의 정신활동을 의미한다. 현대의학에서는 정신·의식·사유활동 및 정서변화는 뇌의 기능에 배속시키고 있으나, 침뜸의학에서는 이를 심장에 귀속시킨다. 이는 장상학이 오장을 중심으로 이루어졌기 때문이며 뇌의 기능은 반드시 심혈이 길러주어야 그 기능을 발휘할 수 있기 때문이다. 또한 정혈(精血)은 정신활동의 물질적인 토대가 되고 혈은 심이 주재하므로 심이 신지를 주재하는 기능과 혈맥을 주재하는 기능은 서로 밀접한 관계가 있다고 본다.

이 때문에 심의 기혈이 충만하면 신지가 분명하고 정신이 맑고 사물에 대한 반응이 예민하고 총명하며 지혜롭다. 만일, 심장에 병변이 발생하면 심신(心神)이 불안하여 가슴이 두근거리고 잘 놀라며 잠을 이루지 못하거나 혹은 헛소리를 하며 정신이 혼미하거나 비애감이 자주 발생하며 쉽게 노하는 등의 증상이 나타난다. 심양(心陽)이 부족하면 심계(心悸)·경공(驚恐)의 증후가 나타나고 심음(心陰)이 부족하면 불면·건망(健忘)이 나타난다. 심양(心陽)이 지나치게 항성(亢盛)하면 울다가 웃고 웃다가 우는 정신착란이나 광증(狂症) 등이 발생할 수도 있다. 『내경』에서 "옷을 추스리지 못하고 말이 착란하며 가까이 함과 멀리함을 구분하지 못하는 것은 신명이 어지럽기(亂) 때문이다."[71]라고 한 것은 심신(心神)의 기능실조로 인한 병태를 설명한 것이라고 볼 수 있다.

또한, 맥중(脈中)을 순행하는 기혈이 정신활동의 물질적 기초가 되므로 『내경』에서는 "심은 맥을 저장하는데 맥은 신(神)이 머무는 곳이다."[72]라고 하였다. 심주신(心主神)의 생리 및 병리는 기혈의 성쇠와 상관이 있는데 『내경』에서는 이를 "혈맥이 조화롭고 원활하며 정신이 머문다."[73]라 하여 정신활동이 심주혈맥(心主血脈)의 생리와 밀접한 관계가

---

71) 衣被不斂, 言語善惡, 不避親疏者, 此神明之亂也. 『素問·脈要精微論』
72) 心藏脈, 脈舍神. 『靈樞·本神』
73) 血脈和利, 精神乃居. 『靈樞·平人絶穀』

있음을 설명하고 있다.

4) 기능발현

(1) 심의 지(志)는 희(喜)이다. [在志爲喜]

희는 심의 정지로 심정이 유쾌한 정서표현이다. 희열의 정도에 따라 만족, 유쾌, 광희 (狂喜) 등으로 표현되며 희락(喜樂)이 적당하면 긴장이 완화되어 마음이 편하고 온유하며 영위(營衛)가 조화를 이루어 무병 건강하게 되나 기쁨이 지나치면 심기를 손상하여 기가 이완(弛緩)되고 흩어지게 하니 정신이 머물지 못하여 집중할 수 없으므로『내경』에서는 "희락(喜樂)은 신기(神氣)를 흩어지게 하여 저장되지 않게 한다."74)고 하였고 심하면 실 신, 광란하게 되므로 "희상심(喜傷心)"이라 하였다.

(2) 심은 혀로 개규(開竅)한다. [開竅於舌]

혀의 관찰을 통해 심장의 생리기능상태를 이해할 수 있다. 혀의 주요한 생리기능은 미 각을 주관하고 언어를 표현하는 것이므로 "혀는 소리를 내는 기관이다."75)라고 하였고, "심기는 혀로 통하므로 심이 조화로우면 혀가 오미(五味)를 알 수 있다."76)라고 하였다.
심경(心經)의 별락(別絡)이 혀로 올라가 설체(舌體)와 이어지기 때문에 심의 기혈(氣血) 은 혀로 통하고, 이로 인하여 혀의 정상적인 생리기능을 유지한다.
심의 기능이 정상이면 설질(舌質)은 부드럽고 윤택하며 미각은 예민하고 혀의 운동도 자유롭다. 반대로 심혈(心血)이 부족하면 설질(舌質)이 담백하고 심화(心火)가 위로 치솟 는다. 심음(心陰)이 허(虛)하면 설질(舌質)이 붉어지며 심하면 설체(舌體)가 갈라지고 문 들어진다.[미란(糜爛)]77) 심혈(心血)이 울혈(鬱血)되어 막히면 혀는 암자색(暗紫色)을 띠

---

74) 喜樂者, 神憚散而不藏.『靈樞·本神』
75) 舌者, 音聲之機也.『靈樞·憂恚無言』
76) 心氣通於舌, 心和則舌能知五味矣.『靈樞·脈道』
77) 미란(糜爛) : 살갗 또는 점막(粘膜) 표층이 손상된 것을 말한다. 흔히 피부염 혹은 누 공(漏孔)의 주변 혹은 화상·외상 등으로 작은 물집이나 고름집이 터진 자리에 생긴다. 불그스레한 색을 띠면서 쓰리고 아프며, 심하면 궤양이나 옹저(癰疽) 등으로 전변되기 도 한다.

거나 어혈반점(瘀血斑點)이 나타나고 심열(心熱)이 있거나 담(痰)이 심과 혀로 통하는 공규(孔竅)를 막으면 혀가 굳어져 말하는 것이 자연스럽지 않은 등의 현상이 나타난다.

(3) 심의 정화(精華)는 얼굴에 나타난다. [其華在面]

얼굴은 혈맥이 비교적 풍부한 부위로 심의 생리상태 및 기혈의 성쇠가 얼굴에 반영된다. 심의 기능이 왕성하고 혈맥이 충만하면 얼굴이 붉고 윤택하나 반대로 심과 혈맥이 허약하면 얼굴이 창백하고 광택이 없다. 심기가 쇠약하면 혈을 운행하는 기능이 쇠퇴하여 혈행이 원활하지 못하고 심하면 어혈이 정체되어 얼굴이 어두운 회색이나 청자색을 띨수 있다. 이와 같이 심의 생리기능과 병리변화는 모두 얼굴에 반영되기 때문에『내경』에서는 "심은 생명의 근본이고 그 기능의 좋고 나쁨은 얼굴에 나타나며 그 충실함은 혈맥에 나타난다."[78]고 하였다.

(4) 심합맥(心合脈)

심합맥은 심기의 변화가 맥상(脈象)에 반영됨을 이르는 말로, 맥은 혈의 부(脈者血之腑)로 심기의 작용에 의해 혈액과 영기(營氣)가 일정한 방향으로 순행하게 하고 정해진 궤도를 따라 운행하여 맥 외로 넘쳐나지 못하게 한다. 그래서 "영기를 제한하여 망행하지 못하게 하는 것을 맥이라 한다."고 하였다.

맥 중을 운행하는 혈액은 심기의 추동작용에 의하므로『내경』에서 "심은 맥을 주관한다."[79]고 하였다. 따라서 심기의 강약과 심혈의 성쇠는 맥상으로 반영되는데 심기가 왕성하고 심혈이 충만하면 맥상이 완만하고 규칙적이다. 심기가 부족하여 추동력이 없으면 맥상이 허약하고 심혈이 부족하여 혈맥이 충만하지 않으면 맥상이 세소(細小)하고 심기가 허쇠하여 기의 운행이 순조롭지 못하거나 심혈어조(心血瘀阻)로 혈액 순행이 원활하지 못하고 결(結)·촉(促)·대맥(代脈)이 출현한다. 따라서 심합맥(心合脈)은 진맥(診脈)의 이론적 근거가 된다.

---

78) 心者生之本, ...　其華在面 其充在血脈.『素問·六節臟象論』
79) 心主脈.『素問·宣明五氣』

(5) 심의 액은 땀이다. [在液爲汗]

　　땀[汗]은 심장의 액(液)이다. 땀은 진액이 양기의 증등(蒸騰)작용에 의하여 피부로 배출된 체액을 말한다. 땀은 양기의 증발 때문에 생기는 것이다. 땀과 심의 상관성을 보면 땀을 많이 흘리면 양기의 증발과 함께 음혈(陰血) 소모되니 심의 기와 혈이 손상되어 심계(心悸), 정충(怔忡) 등이 나타난다. 땀을 지나치게 많이 흘리면 인체의 양기가 극도로 손실되어 생명이 위급해지기도 한다. 또한 심기(心氣)가 허하면 양기가 밖으로 흩어지므로 자한(自汗)이 나타나고 심혈(心血)이 허하면 음이 양을 수렴치 못하여 양기가 부동(浮動)하므로 도한(盜汗)이 나타난다.　땀은 혈의 여분으로 진액이 변화한 것이고 혈 또한 진액이 변화한 것이니 "땀과 혈액의 근원은 같다.[血汗同源]"고 하였다.

【 참고 】 - 심포(心包)

　　심포는 "심포락(心包絡)" 혹은 "전중(膻中)"이라고 한다. 역대 의가들은 심포락이 하나의 독립된 장기인지 아닌지에 관해서는 견해가 서로 달랐지만, 그 생리기능에 대한 인식은 일치하여 모두 심포락은 심장을 보호하는 작용이 있다고 보았다.

1) 부위와 형상

　　심포의 실체에 대한 역대문헌을 보면 유형과 무형의 논란이 있어 왔다.

　　유형설(有形說)을 살펴보면 심포는 심을 둘러싸고 있는 외막으로 적황색의 지막(脂膜)이며 형상은 술잔과 같고 심은 그 가운데에 위치하고, 이를 해부학적으로 보면 심낭(心囊)[80]에 해당한다고 하였다.[81]

　　유명이무형설(有名而無形說)을 살펴보면 심포의 형태를 "심포락은 삼초와 표리를 이루며, 명(名)이 있으나 형(形)이 없다."[82]하면서 비정장(非正臟)으로 인식했다.

---

80) 심낭 : pericardium
81) 『醫貫·內經十二官論』『類經圖翼說·經絡』
82) 『難經·二十五難』

2) 생리기능

　　심포락은 심장을 보호하고 심의 군화(君火)를 대행(代行)한다. 심의 군화(君火)를 대행(代行)한다는 의미에서 심포를 상화(相火)라 한다. 또한 심포락은 심장을 대신하여 사기(邪氣)를 감수하므로 외사가 심장을 침입했을 때 먼저 심포락에 병이 생긴다. 즉 포락상화(包絡相火)는 심화(心火)를 보호하고 지지하여 심화(心火)의 주명(主明)과 혈맥의 추동을 가능케 한다. 만약 포락상화(包絡相火)의 기능이 약화되면 심화(心火)가 편쇠(偏衰)하여 심양허(心陽虛)를 유발시키고 반대로 포락상화(包絡相火)가 지나치면 심(心)의 군화(君火)에 영향을 미쳐 심화치성(心火熾盛)을 유발한다.

3. 비(脾)

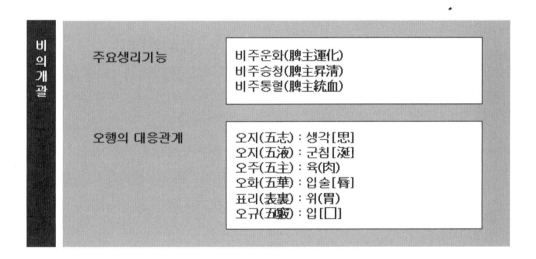

비의개괄	주요생리기능	비주운화(脾主運化) 비주승청(脾主昇淸) 비주통혈(脾主統血)
	오행의 대응관계	오지(五志) : 생각[思] 오지(五液) : 군침[涎] 오주(五主) : 육(肉) 오화(五華) : 입술[脣] 표리(表裏) : 위(胃) 오규(五竅) : 입[口]

1) 부위와 형상

　　비는 횡격막 아래 중초(中焦)에 위치한다. "비와 위는 막으로써 연결되어 있다."[83]고 하였고, "형태는 말발굽과 같이 평평하고, 낫과 같다."[84]고 하였다. "비의 무게는 이근삼량

---

83) 脾與胃以膜相連. 『素問・太陰陽明論』

84) 形扁如馬蹄, 又如刀鎌. 『醫學入門』

(二斤三兩)이고 평평하며, 폭은 3촌이고 길이는 5촌이며 산고(散膏) 반근이 딸려 있다.[85]고 하였다. 여기서 산고(散膏)는 현대 해부학 중의 췌장(膵臟)에 해당한다. 그러므로 역대의가들의 설명에 근거하면 장상학의 비는 그 기능면에서는 비장과 췌장의 기능을 포함한다.

현대의학에서 말하는 비장의 해부학적 비장의 형태는 타원형으로 길이가 약 12cm, 폭은 약 5cm이며 무게는 약 200g이다. 또 비장은 임파기관으로 혈액을 저장하고 수명을 다한 적혈구를 파괴하는 장소이며 또한 항체를 생산하여 면역반응에 관여한다.

췌장은 췌액을 분비하여 소화에 관여하는 외분비선인 동시에 인슐린을 분비하여 혈중의 포도당을 조직의 당원으로 바꾸는 내분비선이기도 하다.

2) 생리특성

비는 조(燥)를 좋아하고 습(濕)을 싫어한다. [脾喜燥惡濕]

이는 병리상태에서의 비의 특성을 의미한다. 비는 음토(陰土)이고 육기(六氣) 중의 습기(濕氣)와 상응한다. 비가 싫어하는 습은 육기의 습기가 아니라 육음(六淫)의 습사(濕邪)로 비의 운화기능을 방해하는 원인이 된다. 때문에 비(脾)가 허하면 쉽게 습(濕)이 생성되고, 습사(濕邪)가 들어와 쉽게 비양(脾陽)을 손상시킨다. 이를 일컬어 비는 습을 싫어하고 조(燥)를 좋아한다 하였다.[脾喜燥惡濕] 임상에서는 생리적으로 조습(燥濕)의 평형을 유지하여 과습(過濕)의 예방과 치료에 중점을 두고 있다.

비기(脾氣)는 상승을 주관한다. [脾氣主昇]

비기가 상승을 주관함은 비기의 승청(昇淸)작용을 말한다. 즉, 비가 수곡정미를 전화(轉化)하고 운송하여 기육과 사지를 충실케 하는 것은 모두 비기주승(脾氣主昇)이 기초가 되어야 한다. 또 비기의 주승(主昇)은 각 장부의 정상위치를 유지케 한다. 따라서 비의 일체 생리기능은 비기가 상승해야 활동이 순조롭다.

만약, 비기가 상승하지 못하면 위의 수납(受納)과 부숙(腐熟) 및 강탁(降濁)작용에 영향을 미쳐 복부팽만[복창(腹脹)], 식사 감소[식소(食少)], 구역질[오심(惡心)], 구토(嘔吐), 설

---

85) 脾重二斤三兩, 扁廣三寸, 長五寸, 有散膏半斤.『難經·四十二難』

사 등의 증상이 나타나고 수곡정미의 흡수와 산포(散布)에 영향을 미쳐 두훈(頭暈), 목현(目眩), 기육소수(肌肉消瘦), 수족이 무력해지는[수족연약(手足軟弱)] 등의 증상이 나타난다. 수액대사에 영향을 미치면 수습이 정체하여 담음(痰飮), 부종(浮腫)이 나타난다. 만약 비기가 상승하지 못하고 아래로 꺼지면[하함(下陷)] 위하수, 신하수, 자궁하수나 탈항 등의 내장하수(內臟下垂) 증상이 나타나기도 한다.

3) 생리기능

(1) 비는 운화(運化)를 주관한다. [脾主運化]

운(運)은 운반·수송을 말하며 화(化)는 변화·소화·흡수의 뜻으로 비주운화(脾主運化)란 음식물의 소화·흡수와 영양물질의 운송을 비가 주관함을 의미한다. 비의 운화(運化)기능은 크게 수곡정미(水穀精微) 운화와 수액(水液)의 운화 두 가지로 나뉜다.

수곡정미(水穀精微)의 운화

비는 정미물질(精微物質) 즉, 영양분을 화생(化生) 흡수하여 간과 심 및 각 조직기관으로 운송한다. 음식물을 소화하고 흡수하는 과정에서 위는 다만 음식물을 받아들이고 초보적인 소화기능만 할 뿐이고 주로 비장의 운화(運化)작용을 빌어서 완성되기 때문에 '비주운화(脾主運化)'라고 한다.

음식물에서 화생된 영양물질은 비에서 흡수하여 폐로 운송되고, 폐는 다시 심(心)과 혈맥(血脈)으로 주입(注入)하고, 비기(脾氣)의 작용을 통하여 전신(全身)에 운송되어 오장육부(五臟六腑), 사지백해(四肢百骸) 및 피모(皮毛)·근육(筋肉) 등 각 조직기관(組織器官)에 영양을 공급한다. 비기(脾氣)가 원활히 운행하면 소화흡수와 운송기능이 왕성하게 되나 그 기능이 좋지 않으면 배가 그득하거나 설사(泄瀉), 권태(倦怠), 영양불량으로 몸이 마르거나 하는 등의 증상이 나타나게 된다.

한편, 비(脾)는 기혈생성에 중요한 역할을 담당한다. 원기(元氣)는 선천(先天)에서 유래하나 끊임없이 비에서 생성된 수곡정기의 자양을 받아야한다. 종기(宗氣)는 폐가 흡입한 청기와 비의 수곡정기가 모여 형성된다. 혈은 중초(中焦)의 기를 받은 정미와 만나 적색으로 변화시킨 것이다. 이렇듯 비의 운화기능은 기혈생성에 직접적으로 영향을 미친다. 이런 의미에서 예로부터 비를 "기혈생화지원(氣血生化之源)"이라 하였다. 또한, 수곡정미에 대한 비의 운화기능을 중요시하여 비를 후천지본(後天之本)이라 하였다.

이와 같이 비는 기혈 발생의 근원이 되므로 임상에서 비를 보하는 치료법은 비위허약(脾胃虛弱)의 허증에 사용할 뿐만 아니라 모든 허증에 속하는 만성질환에도 광범위하게 응용한다.

수액의 운화

비는 체내조직의 수분을 흡수하여 운송하고 배설하는 것과 관계가 있고 인체의 수액 평형을 유지하는데 중요한 역할을 한다. 비가 수액의 운화를 주관한다는 것은 비가 수액을 흡수·수송하여 수액이 체내에 정체됨을 방지하는 작용을 말한다. 비는 음식물의 영양물질을 운화하는 동시에 인체에서 필요로 하는 수액을 전신의 각 조직으로 수포(輸布)해 전신을 윤택하게 한다. 비가 수액을 운화하는 기능이 정상이면 체내의 각 조직은 원활한 수액의 윤활 작용을 얻을 뿐만 아니라 수습(水濕)이 모이거나 머무르지 않으므로 체내에서 수액은 평형을 유지하게 된다.

만약 비에서 수습을 운화하는 기능이 상실되면 수액의 정체로 각종 병리변화가 발생한다. 수액이 장위(腸胃)에 정체되면 설사를 하거나 소변이 잘 나가지 않는 증상이 나타난다. 수습이 피부로 넘쳐나면 수종(水腫)이 복강 내에 머무르면 복수(腹水)가 발생하게 된다. 수곡정기의 운화는 비에서 주관하지만 심과 폐의 작용 하에서 함께 이루어진다. 또한, 수액의 운화는 폐·비·신 삼장(三臟)의 공통작용으로 완성된다.

수곡정기와 수액을 운화하는 두 가지의 작용은 서로 연관되기 때문에 생리·병리적 현상이 늘 함께 발현된다.

(2) 비는 통혈을 주관한다. [脾主統血]

"통(統)"은 통괄(統括)하고 제약한다는 의미이다. 혈액이 경맥 밖으로 넘쳐나가지 않고 경맥 속에서 운행하는 것은 전적으로 비기의 통괄작용에 의존한다. 비는 중초의 기를 주재하여 영기(營氣)를 화생(化生)한다. 영기는 맥 중의 기로써 혈을 통수(統帥)하여 혈이 맥 외로 넘쳐나지 않도록 고섭(固攝)한다. 비기가 충실하고 왕성하면 혈액을 통섭(統攝)하여 경맥 안에서 순행하도록 해 혈이 맥 밖으로 일탈하는 것을 방지한다.

『내경』에 "비기가 혈을 통괄한다는 말은 혈이 상하로 운행되는 것이 모두 비기에 의존하는데 비양(脾陽)이 허하면 혈을 통괄할 수 없다."[86]고 하였다. 따라서 비기가 정상이면 상승(上昇)도 정상이므로 혈액을 통괄·억제하여 밖으로 넘치지 않도록 한다. 만약 비기가 허약하고 쇠잔하여 통괄하는 기능을 상실하면 혈액은 정상적인 궤도를 잃고 맥 밖으로 넘쳐나 코피[비뉵(鼻衄)], 하혈 등의 출혈현상이 나타난다.

임상에서 흔히 접할 수 있는 월경이 과다하거나 월경기간이 아닌데도 출혈하거나 배변 시 출혈하거나 코피가 나거나 멍이 잘 드는 증상들은 모두 비기허(脾氣虛)에 의한 것이다.

그러므로 "혈을 치료하려면 먼저 비기(脾氣)를 치료한다"는 것은 만성출혈성질환을 치료하는 기본원칙이다.

4) 기능 발현

(1) 비의 신(神)은 의(意)이고, 지(志)는 사(思)이다. [脾藏意, 在之爲思]

"의(意)"는 기억과 생각이란 뜻으로 비(脾)가 사물에 대한 기억작용에 영향을 미침을 말한다. "사(思)"는 사고(思考)·사려(思慮)란 뜻으로 어떤 문제에 대하여 반복해서 사고하고 비교·분석하는 과정을 말한다. 객관적인 사물을 인식하고 문제를 처리하려면 반드시 사고 활동을 통해야만 한다. 따라서 사고(思考)는 정상적인 정신사유 활동이다. 만약 이것이 지나치면 정상생리 활동에 영향을 주는데 그 중에서도 기의 운동에 가장 큰 영향을 미쳐 기기(氣機)의 울결(鬱結)을 초래한다. 사고가 과도하면 비기가 울결되어 비기주승(脾氣主昇)하지 못하므로 비의 운화에 영향을 미쳐 기혈생성원이 부족해진다. 비기가 울결되면 식욕이 없고 얼굴색이 누렇게 뜨고 핏기가 없으며 정미(精微)의 운화와 기혈의 화생에 영향을 미쳐 두훈(頭暈)·목현(目眩)·심계(心悸)·기단(氣短)·건망(健忘)·수족무력(手足無力) 등의 증상이 나타난다.

---

86) 經云脾統血, 血之運行上下, 全賴脾氣, 脾陽虛則不能統血. 『血證論·腸腑病機論』

(2) 비는 입으로 개규하고 그 정화는 입술에 나타난다. [脾開竅于口, 其華在脣]

　　『내경』에서는 비와 입의 관계를 "비주구(脾主口)"·"재규위구(在竅爲口)"[87]라고　표현하고 있다. 이는 비의 기능변화가 입에 발현된다는 것을 의미한다. 입으로 공규(孔竅)가 열리고 그 기능의 상태가 입술에 나타나는 것은 식욕과 구미(口味)등이 비의 운화기능과 관련이 있음을 나타낸다.

　　비기가 충만하면 식욕이 왕성하고 입맛이 좋으며 입술이 붉고 윤택하다. 만약, 비기가 충만하지 않으면 식욕이 저하되고 구미(口味)에이상이 생며 입맛을 잃게 된다. 습사(濕邪)가 비에 울체되면 입안이 끈적끈적하고 텁텁하거나 입이 달아지는 등의 증상이 나타난다. 비의 운화가 좋지 않아 만성 소화불량이 된 환자는 입술이 마르고 누렇게 되며 광택이 없다.

　　그래서 "그 영화(榮華)가 입술에 있다."함은 비기의 정상여부가 입술의 화색(華色)으로 표현됨을 말하는 것이다.

(3) 비는 기육(肌肉)과 사지(四肢)를 주관한다.

주기육(主肌肉)

　　비가 기육을 주관하는 것은 비의 중요한 생리기능인 운화작용을 통해 생성된 영양물질로 기육을 생장시키고 풍만하게 자양하기 때문이다. 비기가 왕성하면 풍부한 영양물질이 기육을 튼튼하게 길러준다. 영양이 충족하면 기육은 풍만하고 장실(壯實)해지기 때문에 "비는 기육을 주관한다[비주기육(脾主肌肉)]."고 한다. 만약, 비가 이러한 기능을 상실하면 청양(淸陽)의 기를 산포(散布)하지 못하여 영양이 결핍되므로 기육이 연약해진다.

주사지(主四肢)

　　비주사지(脾主四肢)란 사지의 기능 활동이 비가 수송한 수곡정미의 영양에 의하여 그

---

87) 『素問·陰陽應象大論』

정상기능을 유지함을 말한다. 비의 운화기능이 정상이면 사지에 충분한 영양을 공급하여 사지가 가볍고 힘이 있어 활동이 원활하고 민첩한 반면 운화기능이 실조되면 사지기육의 영양결핍으로 말미암아 사지가 힘이 없고 무력해져[위련(萎軟)] 심하면 위증(痿症)[88]이 발생한다.

(4) 비의 액은 연(涎)이다. [其液爲涎]

비 기능과 액체의 상관성을 "비주연(脾主涎)"[89]이라 하는데 연(涎)은 입안의 진액으로 타액 중 비교적 맑고 묽은 부분을 말하며 구강을 윤택하게 하고 음식물의 연하와 소화를 돕는 액체이다. 정상적인 상태에서 연액(涎液)은 입 바깥으로 넘치지 않으나 비위가 조화롭지 못 하면 증가하거나 감소하여 식욕과 소화에 영향을 미친다. 예를 들어, 비위가 허한(虛寒)하면 연액이 구각(口角)을 따라 흘러내리는데 이는 비허가 허약하여 기가 진액을 고섭하지 못하는데 기인한다. 비음허(脾陰虛)하면 연액이 감소하여 입안이 마르는 구건(口乾)이 나타난다.

(5) 기응재대복(其應在大腹)

비의 생리기능과 병리변화가 대복(大腹)에 반영됨을 나타낸다. 대복은 비가 위치하는 곳으로 횡격막 이하 제(臍)이상을 말하며 족태음비경맥이 유주하는 곳이다. 그러므로 비의 운화가 실조되면 대복창만(大腹脹滿)이 발생한다. 비기허(脾氣虛), 한습곤비(寒濕困脾), 비위습열(脾胃濕熱), 비음허증(脾陰虛症) 등에서도 모두 복창(腹脹)이 발생하는데 이는 비의 기능변화가 밖으로 대복에 나타남을 말한다.

---

88) 위벽(痿躄)이라고도 함(『素問·痿論』). 이는 지체가 위약하여 쓰지 못하는 하나의 병증이다. 처음에는 대개 하지가 무력하다가 점차 수족이 연약해지며 기육이 마목불인해지며 피부가 건고해진다.

89) 『靈樞·九針論』

4. 폐

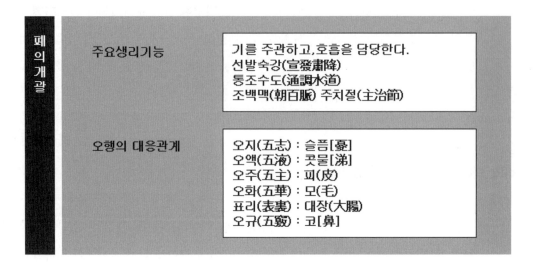

폐의개괄	주요생리기능	기를 주관하고, 호흡을 담당한다. 선발숙강(宣發肅降) 통조수도(通調水道) 조백맥(朝百脈) 주치절(主治節)
	오행의 대응관계	오지(五志) : 슬픔[憂] 오액(五液) : 콧물[涕] 오주(五主) : 피(皮) 오화(五華) : 모(毛) 표리(表裏) : 대장(大腸) 오규(五竅) : 코[鼻]

1) 부위와 형상

　　폐는 두 엽, 좌우 한 쌍으로 흉중에 위치하고 위로 기관(氣管)·코와 연결된다. 텅 비어 있는 것이 벌집과 같고 아래로는 구멍이 없어 흡입(吸入)하면 가득 차고 호출(呼出)하면 비워진다. 즉 폐포와 폐가 팽창될 때 외부의 공기를 받아들이고 폐가 축소되면 폐 속의 공기를 외부로 배출하게 된다. 폐는 해부적 위치로 보면 오장(五臟) 중 가장 높은 곳에 위치하여 여러 장(臟)을 덮고[90] 있는데 그 형상이 흰 옥(玉)과 같이 부드러워 마치 꽃을 덮어놓은 꽃뚜껑 같다고 하여 "화개(華蓋)"라 한다.

2) 생리특성

(1) 선발과 숙강을 주관한다. [肺主宣發與肅降]

　　선발(宣發)에서 "선(宣)"은 선포(宣布)로 "넓게 펴다."라는 뜻이고 "발(發)"은 발산(發散)으로 "흩어 보내다."라는 뜻이다. 숙강에서 "숙(肅)"은 "맑게 한다."이고, "강(降)"은 "하강

---

90) 肺者藏之蓋也. 『素問·病能論』

시킨다."라는 의미이다.

폐의 기가 활동하려면 선발과 숙강 작용이 순조로워야 한다. 폐기의 선포(宣布)와 하강 작용이 정상이어야만 삼초(三焦)의 순환을 소통시키고 수분의 배설을 조절함으로써 신진 대사 평형을 유지할 수 있다. 폐가 선발을 주관한다는 것은 폐기가 기혈과 진액을 전신에 퍼뜨려 안으로는 장부·경락에, 밖으로는 기육과 피모에 골고루 수포(輸布)하는 것을 가리킨다. 만약 폐기의 선발기능이 좋지 않으면 폐기가 막히는 증상들이 나타난다. 예를들면 풍한사기(風寒邪氣)가 폐에 침습하여 폐기가 선발하지 못하고 막히면 가슴이 답답하고 목구멍이 가렵고 기침을 하며 가래가 나오고 코가 막히는 등의 증상이 나타난다. 청기(淸氣)의 흡입, 수도(水道)의 통조(通調), 조박(糟粕)의 배설(排泄) 등은 모두 폐의 숙강기능과 밀접한 관계가 있다. 폐기는 가슴속에 있으므로 맑고 내려가야 순조롭다. 만약 폐기가 맑지 않고 내려가지 못하고 탁하거나 위로 거슬러 올라가면 기침이나 천식 등의 증상이 나타난다.

폐의 선발과 숙강작용은 서로 돕고 보완하는 양면성이 있어서 정상적인 선발기능을 발휘할 수 없으면 숙강작용을 할 수 없게 되고 숙강기능을 발휘할 수 없으면 반드시 정상적인 선발작용에 영향을 주게 된다. 이러한 기능은 생리상으로 서로 연관성이 있을 뿐만 아니라 병리상에도 서로 영향을 준다. 예를 들면 외사가 피부에 침습하여 폐기가 선발작용을 할 수 없으면 기침이나 천식 등 폐기가 하강하지 못하는 병리변화가 야기된다. 만약 담습(痰濕)이 안에서 막혀 폐의 숙강기능이 실조되면 기침이 나고 가슴이 답답하며 목에서 가래 끓는 소리가 나는 등의 폐기가 선발하지 못하는 증후(症候)가 나타난다.

통조수도(通調水道)의 기능 즉 삼초를 순화시켜 수액이 잘 돌게 하는 기능도 폐기의 선발과 숙강작용으로 이루어진다. 임상에서 폐에 질병이 있으면 폐기가 하강하지 못하여 수액 수포(輸布)가 실조되어 수액의 운수(運輸)·산포(散布)·배설(排泄)에 장애가 생겨 부종 등의 증상이 나타난다. 이렇듯 폐의 호흡, 폐주기(肺主氣), 폐조백맥(肺朝百脈)의 기능은 폐기의 선발·숙강의 기화(氣化)에 기초됨을 알 수 있다.

(2) 폐위교장(肺爲嬌臟) 불내한열(不耐寒熱)91)

　　폐를 아리따운 아가씨와 같은 연약한 장이라 하여 '교장(嬌臟)'이라 한다. 이는 쉽게 손상되기 쉬운 유약한 장(臟)이라는 뜻으로 폐질(肺質)은 나약하여 쉽게 사기(邪氣)에 노출되고 사기에 대한 내성이 약한 특성을 비유하였다. 폐의 체(體)는 금기(金氣)에 상승하고 밖으로 천기와 통하는 청정한 곳으로 오염되고 탁한 물질을 용납지 않으므로 "청허지장(淸虛之臟)"이라고도 한다.

　　폐는 피모와 합하고 비규(鼻竅)를 통하여 외계와 상통한다. 자연계 육음(六淫)의 외사(外邪)는 피부와 코를 통하여 인체를 침습하는 특성이 있으므로 폐는 쉽게 육음사기(六陰邪氣)에 침습된다. "몸을 차게 하거나 찬 음식을 먹으면 폐를 손상시킨다."92)라고 하였듯 폐는 한열사기(寒熱邪氣)나 조그마한 이물 등에서 쉽게 손상된다. 폐는 호흡을 통해 외계와 접촉하는 장기이므로 외계로부터의 병원 미생물이나 대기 오염물질이 직접 침입하였기 때문이다. 폐는 각각의 육음에 대하여 외한(畏寒)·외열(畏熱)·외조(畏燥)·외습(畏濕)한다.

3) 생리기능

(1) 기를 주관하고 호흡을 담당한다. [肺主氣·司呼吸]

　　인체는 호흡을 통하여 신선하고 맑은 공기를 마시고 오래되고 탁한 공기를 내보낸다. 즉, 폐의 호흡은 체내의 탁기(濁氣)를 내보내고 자연계의 청기(淸氣)를 받아들인다. 이렇게 함으로써 체내의 탁기와 자연계의 청기가 교환되어 인체내에서 청기와 탁기의 신진대사가 이루어진다. 그러므로 폐는 호흡을 담당한다[肺司呼吸]라고 한다. 가령, 폐기가 부족하면 들이마시고 내쉬는 공기가 적어지고 힘없이 숨을 쉬는 소기(少氣)가 발생한다.

　　폐는 온 몸의 기를 주관한다[肺主氣]. 이는 종기(宗氣)의 생성과 기의 운동, 기화(氣化) 등으로 발현된다. 종기는 비위에서 생성된 수곡정기(水穀精氣)와 폐에서 흡입된 청기(淸

---

91) 『醫學原流論』
92) 形寒寒飮則傷肺. 『靈樞·邪氣臟腑病形』

氣)가 결합하여 생성된다. 그 작용은 흉중에 축적되어 있으면서 폐장(肺臟)의 호흡기능을 추진하고 심맥(心脈)으로 들어가 영혈(營血)이 운행하도록 추동하는 것이다. 이는 인체를 길러주는 물질일 뿐만 아니라 인체기능 활동의 동력이 되기도 한다. 폐는 호흡을 주관하고 종기의 발원지로서 인체의 각 조직·기관의 기능 활동은 반드시 폐기의 선발·숙강을 통하여 산포되는 영양물질에 의존해야만 정상적으로 유지될 수 있다. 만약 폐기가 허약하면 기가 허하여 땀이 절로 나거나 몸이 권태롭고 힘이 없는 등의 원기(元氣)가 부족한 증상이 나타난다. 이런 의미에서 "인체의 모든 기는 폐에 속한다."[93]고 하였다. 이는 바로 폐가 온 몸의 기를 주관하는 것을 말한다. 또 폐는 기기(氣機)를 조절하는 작용이 있다. 기기는 기의 승강출입으로 기타 장부의 기능 활동을 촉진하고 조절한다. 예를 들면 폐기의 숙강과 간기의 승발은 서로 조절하여 승강(昇降)평형의 생리상태를 유지한다.

상술한 내용을 정리하면 폐가 전신의 기를 주관하는 기능은 주로 호흡을 관장하는 기능에 의해서 좌우되며, 호흡을 관장하는 기능은 폐기의 선발과 숙강의 조화에 의해 결정된다.

(2) 폐는 백맥을 모아 들이고 그 치절을 주관한다. [肺朝百脈·主治節]

폐조백맥(肺朝百脈)

"폐조백맥(肺朝百脈)"의 조(朝)는 회합(會合)의 뜻으로 모든 맥이 폐에 모인다는 의미이다. 곧 전신의 혈액이 경맥을 통하여 폐로 모이고 신진대사를 거친 후, 폐기의 추동력인 선발·숙강기능에 의하여 신체의 각 곳으로 공급된다는 의미이다.

혈액의 순환은 심장박동이 기본 동력이 되지만 혈은 폐기의 추동에 의존하므로 "경맥의 흐름은 반드시 기에 의하며, 기는 폐가 주관하므로 폐는 모든 맥이 모이는 곳이다."[94]라고 하였다. 따라서 폐기가 허약하여 혈액순환을 추동하지 못하면 혈행 장애가 발생하여 심계(心悸), 심통(心痛) 등이 나타난다. 또 전신의 경맥이 폐에 모이므로 기타 장부의 병변이 쉽게 폐로 전이되어 호흡이상의 등의 병변으로 발전된다.

---

93) 諸氣者, 皆屬於肺. 『素問·五臟生成論』
94) 經脈流通, 必由于氣, 氣主于肺, 故百脈之朝會. 『類經·藏象類』

폐주치절(肺主治節)

『내경』에서 "폐자(肺者)는 상부지관(相傅之官)으로 치절출언(治節出焉)."[95]이라고 하였다. 이는 폐가 군주인 심(心)를 보좌하여 전신의 기혈운행을 관리하고 조절한다는 것을 의미한다. "폐주치절(肺主治節)"의 치절(治節)은 관리·조절하는 기능을 말한다. 치(治)는 사물이 갖는 생명의 본질인 항상성과 완정성이 내포하는 절조와 질서를 의미한다. 절(節)은 운동의 율조와 주기성을 말한다. 자연계의 변화가 모두 일정한 주기와 절조를 갖는 것처럼 폐의 작용에 의해 인체생명활동의 절조와 주기성을 유지하게 된다는 의미이다. 심은 혈액을 주관하고 폐는 기를 주관한다. 기는 혈액을 운행하는 동력이 되므로 폐기가 "치절(治節)작용"을 할 수 있는 것이다.

폐의 치절작용은 다음과 같이 몇 가지 측면에서 드러난다.

첫째, 폐기는 혈액을 운행시키는 동력으로 전신의 혈액은 폐의 호흡운동과 밀접하게 연관되어 규칙적인 리듬운동으로 나타난다. 둘째, 폐기는 호흡을 주관하며 전신기의 근본이므로 전신의 기기는 반드시 폐기의 지배와 조절을 받는다. 셋째, 폐는 선발(宣發)·숙강(肅降)을 주관하여 인체 진액의 수포운행과 배설을 관장하고 조절한다. "폐주치절"이란 실제로 폐가 기를 주관하고 호흡을 관장하며 선발·숙강을 주관하는 등의 주요한 생리기능을 개괄한 것임을 알 수 있다.

(3) 폐는 수도를 소통하고 조절한다. [肺主通調水道]

"통조수도(通調水道)"의 "통(通)"은 소통이고 "조(調)"는 조절이며 수도(水道)는 수액이 운행·배설되는 통로로 삼초를 가리킨다. 통조수도란 폐가 삼초를 통하여 수액의 수포와 배설과정에서 소통·조절작용을 함으로써 수액평형을 유지시키는 작용을 함을 의미한다.

인체 내에서 수액의 운행은 주로 폐기(肺氣)의 통조, 비기(脾氣)의 운화, 신기(腎氣)의 개합(開闔)작용으로 이루어지며 나머지 수액은 주로 소변·땀·호흡·대변 등 네 가지로 배출된다. 그 중에서 소변과 땀이 위주이고 배뇨는 수액이 밖으로 배설되는 중요한 경로가 된다. 폐가 수도를 소통·조절하는 기능은 폐기의 선발·숙강에 의존한다. 수액의 대

---

95) 『素問·靈蘭秘典論』

사과정은 폐, 비, 신 삼장(三臟)이 주요하게 작용하여 완성되는데 그 중 폐의 작용기전은 다음과 같다. 폐는 폐기의 숙강기능을 통하여 수기(水氣)를 신(腎)으로 내려보내고 신의 기화작용을 통하여 탁기는 방광으로 들어가 요액이 되어 체외로 배출되고 청기는 폐로 올라가 폐의 선발·숙강기능을 통해 전신에 산포됨으로써 수액대사를 완성한다. 폐에 질병이 발생할 경우 폐기가 하강하지 못하여 수도를 통조하는 기능을 잃게 되면 소변을 보지 못하거나 부종 등의 수액정체증상이 나타나기 때문에 "폐(肺)는 수도(水道)의 상원(上源)"이라고도 한다.

4) 기능발현

(1) 폐는 코로 개규한다. [開竅於鼻]

코는 폐의 규(竅)로 인후와 기관을 거쳐 폐와 서로 통하고 폐가 주관하는 호흡의 문호로써 천기가 출입하는 통로이다. "비(鼻)에 개규(開竅)한다."함은 폐와 코의 밀접한 관계를 설명한 것으로 코의 후각(嗅覺)과 통기(通氣)기능이 폐기의 작용에 의한 것임을 말한다.

폐가 외사의 침입을 받아 폐기가 선발하지 못하면 코가 막히고 콧물이 흐르며 후각기능이 실조된다. 폐위(肺胃)에 조열(燥熱)이 있으면 코가 건조해지고 심하면 코피가 난다.

(2) 폐의 액은 콧물이다. [其液爲涕]

『내경』에서 "오장은 액을 화생하는데 …… 폐에 있어서는 체(涕)이다."[96]라 하여 체액(涕液)과 폐의 관계를 설명하였다. 체(涕)는 폐의 진액이 변화한 것으로 코를 습윤하고 정상적인 후각과 통기작용을 유지하게 한다. 폐기가 정상이면 콧물이 비규(鼻竅)를 윤택하게 하나, 폐가 사기에 노출되면 콧물에 이상이 나타난다. 풍한사기(風寒邪氣)에 노출되면 맑은 콧물이 흐르고, 풍열사(風熱邪)에 노출되면 혼탁하고 누런 콧물이 흐르며, 조사(燥邪)에 노출되면 콧물의 분비가 감소되어 코가 건조해지고 심하면 코피가 나기도 한다.

---

96) 五臟化液,……肺爲涕.『素問·宣明五氣論』

(3) 폐는 피부를 자양하고 그 정화(精華)는 털에 나타난다. [其充在皮 其華在毛]

피모(皮毛)는 인체에서 가장 바깥에 위치하는 조직으로 폐와 밀접한 관계를 형성한다. 피모는 폐로부터 운송되어 산포되는 위기(衛氣)와 진액(津液)에 의하여 따뜻하게 자양되며 위기는 땀구멍의 개폐(開閉)를 담당함으로써 호흡을 조절하기 때문에 "폐(肺)는 피부와 상합하고 그 정화는 솜털에 나타난다.97)"고 하였다.

피모는 신체의 전체 표면을 덮고 있는 울타리로써 외부환경에 대하여 신체를 보호하고 외사의 침습을 방어하며 발한, 체온조절 및 호흡을 조절하는 기능을 유지한다. 만약, 외사가 피모를 통해 폐를 침습하면 오한(惡寒)·발열(發熱)·비색(鼻塞 : 코막힘)·해수(咳嗽)·천식(喘息) 등의 징후가 나타난다.

피모는 폐의 기능상태가 나타나는 곳으로 폐기가 허약하면 피부가 건조하고 윤택하지 못하다.

(4) 폐의 신(神)은 백(魄)이고 지(志)는 비(悲)·우(憂)이다.

폐장백(肺藏魄)

백(魄)은 두 가지의 의미를 내포한다. 하나는 기백(氣魄)으로 일을 처리하는데 담력과 식견 및 용단을 말하며 의지와 능력의 종합적인 개념이다. 다른 하나는 통양(痛痒) 및 냉열(冷熱)에 대한 피부의 감각과 지체의 동작을 말하는 것으로 생명활동을 주재하는 신(神)의 개념이다. 기의 강약은 기백(氣魄)과 밀접한 관계가 있는데 기는 폐가 주지하므로 "폐장백(肺藏魄)"이라 한다. 기가 성하면 백력이 크고 기가 쇠하면 백력이 작다.

재지위우(在志爲憂)

우(憂)와 비(悲)는 폐의 정지(情志)로 실망하여 심경이 처량하고 탄식이 그치지 않으며 머리를 숙이고 의기 소침하는 정지활동이다. 우비(憂悲)는 심(心)에서 시작되어 폐에서 반응한다. 비우(悲憂)는 희락(喜樂)과 상반되며, 인체가 외부의 자극을 받아 발생하는 불유쾌한 반응이므로 기(氣)를 소모시킨대[기소(氣消)]. 우비는 기를 소모시키고 기의 소모는

---

97) 肺之合皮也, 其榮毛也. 『素問·五臟生成』

혈액의 흐름에 영향을 주어 혈어(血瘀)를 야기할 수 있다. 그러므로 과도하게 슬퍼하거나 근심하면 기가 소모되고 혈액이 어체되며 영위가 실조되어 발병을 야기한다. 이 밖에 심신(心神)이 부족하여도 우비(憂悲)를 야기할 수 있는데 『내경』에서 "신기(神氣)가 남아돌면 웃음이 그치지 않고 부족하면 슬퍼하게 된다."[98]고 하였다.

(5) 주성음(主聲音)

폐가 성음(聲音)을 주관한다는 것은 발성과 폐기의 상관관계를 말한다. 성음은 폐기가 기도로 나오면서 성문을 진동시켜 발생한다. 실제 수태음폐경은 폐계(肺系)를 연락하고 또 그 경별(經別)은 인후를 순행하므로 발음기관은 폐기의 성쇠를 반영한다. 그러므로 폐기의 성쇠여부는 성음의 강약에 영향을 미친다. 감모(感冒)로 풍한(風寒)의 사기가 폐를 침범하여 폐기가 원활하게 작용하지 못하면 소리가 약해지고 심하면 실음(失音)하게 된다. 성음(聲音)은 심(心)과 신(腎)과도 유관한데 심(心)은 성음의 주(主)가 되고 폐는 성음의 문이며 신(腎)은 성음의 근(根)이 된다.

(5) 기응재흉응(其應在胸膺)

폐의 생리와 병리가 흉응부(胸膺部)에 반영됨을 말한다. 응(膺)은 흉(胸)의 양측부위를 말한다. 흉곽의 형태와 그 확장하고 수축하는 운동은 폐의 호흡기능을 보장하는 중요한 요건이 된다. 만약 폐기가 원활히 작용하지 못하거나 기기가 막히면 가슴이 답답한 증상인 흉민(胸悶), 가슴이 막히는 것 같은 통증인 비통(痹痛) 등이 나타난다.

---

98) 神有餘則笑不休, 不足則悲. 『靈樞・本神』

5. 신(腎)

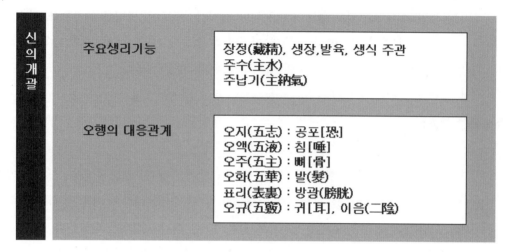

신의개괄	주요생리기능	장정(藏精), 생장,발육, 생식 주관 주수(主水) 주납기(主納氣)
	오행의 대응관계	오지(五志) : 공포[恐] 오액(五液) : 침[唾] 오주(五主) : 뼈[骨] 오화(五華) : 발(髮) 표리(表裏) : 방광(膀胱) 오규(五竅) : 귀[耳], 이음(二陰)

1) 부위와 형상

신(腎)은 요부(腰部)에 척주 양측으로 좌우 한 쌍이 존재한다. 내경에서는 "요부는 신의 집〔腰者腎之府〕[99]"이라고 하여 신과 요부(腰部)와의 관계를 서술하고 있다. 『의관(醫貫)』에서는 "14번째 척추 아래에서 양측으로 일촌 오푼(一寸五分) 떨어진 곳에 좌우 두 개가 있다. 그 형태는 강낭콩 모양과 같고 서로 마주 보며 약간 굽어 척추양방(脊椎兩方)에 부착되어 있다. 황색의 지막(脂膜)이 싸고 있으며 내부는 백색(白色)이고 외부는 흑색(黑色)으로 각각 두 개의 관을 갖고 있는데 상부의 관은 심포(心包)에 연결되고 하부의 관은 척골(脊骨)을 지난다."[100]라고 비교적 자세히 묘사하고 있다.

이 외에도 남성의 고환을 신의 범주에 귀속시켜 외신(外腎)이라고도 한다.

2) 생리특성

주칩(主蟄), 봉장지본(封藏之本)

주칩(主蟄)[101]과 봉장(封藏)은 신기(腎氣)의 폐장(閉藏) 또는 칩장(蟄藏)작용을 말한다.

---

99) 『素問·脈要精微論』
100) 『醫貫·內經十二官論』

겨울에 만물이 결빙되고 동물이 칩거하는 형상을 비유한 것이다. 신은 봉장(封藏)의 특성으로 정(精)을 저장하고 생장발육을 촉진시키며 납기(納氣)를 주관하는 기능으로 발현된다. 『내경』에서는 "신은 칩거(蟄居)를 주관하는 봉장(封藏)의 근본으로서 정이 머무는 곳이다."[102]라고 하였다.

3) 생리기능

(1) 신은 정을 저장하고 생장·발육·생식을 주관한다.

신은 정을 저장한다〔腎藏精〕

신에 저장된 정기를 신정(腎精)이라고 한다. 신에 저장된 정기는 선천(先天)의 정과 후천(後天)의 정으로 나눈다. 선천의 정은 생명을 구성하는 기본 물질로 배태(胚胎)에서부터 출생한 후의 생장발육(生長發育)·생육번식(生育繁殖)에 이르기까지를 지칭하는 것으로 신정(腎精)의 작용에 의한다. 인체의 노쇠는 이러한 정이 쇠약하거나 소모되어 없어지는 것을 말한다. 후천의 정은 음식물에서 흡수된 영양물질로써 비에서 생성되어 각 장부로 보내져 오장육부의 정이 된다.

이와 같이 후천적 기를 근원으로 하여 생긴 각 장부의 여분의 정은 모두 신으로 운송되어 저장된다. 선천의 정이 그 기능을 발휘하려면 반드시 후천의 정이 길러 주어야 하고 후천의 정이 화생(化生)할 수 있는 것은 선천의 정이 작용해주는 결과이다. 신기는 신정에서 화생된 것으로 다시 말하면 신에 저장된 정에서 발현되는 생명력을 신기(腎氣) 또는 원기(元氣)라 한다. 신정이 그 기능을 발휘할 수 있는 것은 신기와 불가분의 관계에 있기 때문이므로 신정이 충족하면 신기도 왕성해지며 신정이 부족하면 신기도 이를 따라 쇠약해진다.

정(精)의 생리기능은 생장·발육·생식을 주관한다.

신에 저장된 정기(精氣)의 중요한 생리기능은 생장발육과 생육번식의 양면으로 나타난다. 사람의 생식능력과 생장발육과정은 주로 신의 정에서 결정된다. 신기는 연령에 따라 생장·

---

101) 칩(蟄) : 동면을 하기 위해 벌레가 땅속으로 숨는 것을 가리키는데, 여기서는 폐장(閉藏)을 의미한다.
102) 腎者, 主蟄 封藏之本, 精之處也. 『素問·六節臟象論』

소멸한다. 유년(幼年)에서 시작하여 신의 정기가 점차 충만하고 왕성해지기 때문에 치아가 나고 머리카락이 자라는 등의 변화가 있게 되며 정상적으로 발육하여 청년시기(보통 여자는 2·7(14)세, 남자는 2·8(16)세)에 이르면 신의 정기가 충만해지기 시작하여 성 기능을 촉진시키는 물질을 생산하게 되는데 이를 "천계(天癸)"[103]라고 한다. 이 시기가 되면, 남자는 정자를 생산할 수 있게 되고 여자는 일정한 주기에 따라 배란이 되어 월경이 시작되며 생식능력을 갖는다. 노년(보통 여자는 7·7(49)세, 남자는 7·8(56)세)에 이르면 신의 정기가 점차 쇠약해져 성기능과 생식능력도 이를 따라 감퇴하고 소실되어 몸도 점차 쇠약하게 된다. 신정(腎精)이 부족하면 불임증, 소아발육부진, 근골 약화, 지력(智力)감퇴 등과 같은 생장발육과 생식능력에 이상을 초래하게 된다.

신양(腎陽)·신음(腎陰)

신(腎)의 정기(精氣)에는 신음(腎陰)과 신양(腎陽)으로 나눈다. 『신음(腎陰)』은 원음(元陰) 또는 진음(眞陰)이라고도 하는데 이는 인체 음액(陰液)의 근본으로 각 장부를 부드럽고 축축하게 길러주는 작용을 한다. 『신양(腎陽)』은 원양(元陽)또는 진양(眞陽)이라고도 하는데 이는 인체양기의 근본으로 인체의 각 장부를 따뜻하게 하고 생화(生化)하는 작용을 한다.

신음과 신양은 모두 신(腎)의 정기를 기초로 삼아 인체 내에서 서로 제약하고 의존하면서 상대적 평형을 유지한다. 이러한 평형상태가 파괴되면 신양이다. 신음이 허약해지는 병리변화가 발생하게 된다. 신음과 신양이 허약해지는 본질은 모두 신(腎)의 정기부족에서 기인한다. 그러므로 신음의 허약이 일정한 한계에 이르면 신양에 영향을 주게 되며, 신양의 허약이 일정한 한계에 이르면 신음에 손상을 주어 음의 손상이 양에 미치기도 하고, 양의 손상이 음에 미치기도 하여 신음과 신양이 모두 허해지는 신음양허(腎陰陽虛)가 되기도 한다.

신의 음양이 실조될 경우 각 장의 음양실조(陰陽失調)를 초래할 수 있다. 만약 신음이 허하면 간음을 자양하지 못하므로 간신의 음이 허하여 간양이 상항(上亢)하고 심하면 간풍(肝風)이 내동한다. 신음이 허하면 신수(腎水)가 심화(心火)를 제약하지 못하므로 심신음허(心腎陰虛)·심화상염(心火上炎)을 초래한다. 또, 신음(腎陰)이 허하면 폐음을 자양할 수 없으므로 폐신음허(肺腎陰虛)를 초래하여 조열(燥熱)이 내부에서 발생하게 된다. 신양

---

103) 천계(天癸): ① 인체의 생장발육과 생식기능을 촉진시키는 데 필요한 물질을 가리킨다. 신정(腎精)에서 근원하여 후천적인 음식물의 정미(精微)에 의해 자양되어 점차 충만해진다.   ② 원음(元陰)의 별칭이다. 『景岳全書·傳忠錄』에서 "원음(元陰)이란 무형의 수(水)로써 형체를 자라게 하는데, 천계가 바로 이것이다."라고 하였다. ③ 월경(月經)을 가리킨다.

이 허하면 명문(命門)의 화(火)가 약해져 비양을 온후하지 못하므로 비신양허(脾腎陽虛)를 초래하고 내부에 한습(寒濕)이 생기거나 수기(水氣)가 넘치게 된다. 신양이 허하면 심양을 온후하지 못하므로 심신양허(心腎陽虛)를 초래한다.

반대로 기타 장부의 음양실조가 오랫동안 지속되어도 역시 신에 영향을 미쳐 신(腎)의 정기(精氣)를 소모·손상시켜서 신의 음양실조를 초래하는데 이것이 바로 "병이 오래되면 신(腎)에 영향을 미친다."는 근거가 된다.

신과 골(骨)·수(髓)의 관계

신(腎)과 골(骨)·수(髓)의 관계는 생리상으로 다음과 같이 설명할 수 있다. 신(腎)은 정(精)을 저장하고, 정(精)은 수(髓)를 생산하며, 수(髓)는 뼈 속에 머물면서 뼈를 길러준다. "치아(齒牙)는 골(骨)의 여분이다.[104]"라고 하는 것과 "뇌(腦)는 수(髓)의 해(海)가 된다.[105]"라고 하는 말은 뇌수(腦髓)는 신정(腎精)의 끊임없는 화생(化生)에 힘입어 정신과 의식의 활동을 유지하고 있다는 것이다. 이 때문에 신(腎)의 기능이 정상적이고 신정(腎精)이 충족하면 골수(骨髓)를 화생(化生)하는 근원이 생기므로 뼈는 골수(骨髓)가 길러주는 것에 힘입어 견고하여 힘이 생기고, 치아도 견고해지며, 뇌수(腦髓)는 신정(腎精)이 끊임없이 화생하여야 정상적인 정신활동을 하게 된다. 만약 신정(腎精)이 허하고 부족해 골수(骨髓)의 생산이 부족하면 골격(骨格)이 길러질 수 없으므로 골격(骨格)은 연약(軟弱)하여 힘이 없고, 심하면 발육부전이 되고, 치아는 흔들리고 심하면 빠지기도 하며, 정신과 의식의 활동에도 영향을 줄 수 있다.

(2) 신은 수액(水液)을 주관한다 〔腎主水〕

인체 내에 있는 수액(水液)의 대사는 폐(肺)·비(脾)·신(腎)·삼초(三焦)·방광(膀胱) 등의 장기에서 함께 이루어진다. 그 대사과정은 다음과 같다.

입으로 들어온 수액(水液)은 위(胃)·소장(小腸)을 경유하여 비(脾)의 운화작용을 거쳐 폐(肺)로 수포되고 폐(肺)·비(脾)·신(腎)·삼초(三焦) 등 장기의 기화(氣化)작용을 통하여 진액(津液)으로 화생(化生)되어 전신을 자양한다. 그 대사의 노폐물은 땀구멍이나 방광

---

104) 齒爲骨之餘. 『溫熱論』
105) 腦爲骨之海. 『靈樞·海論』

을 거쳐서 몸 밖으로 배출함으로써 인체 내의 수액 대사 평형을 유지한다. 대사과정을 거친 수액(水液)은 맑은 것과 탁한 것으로 나뉜다. 맑은 것은 상승(上昇)하고, 탁(濁)한 것은 하강(下降)하는 승청강탁(昇淸降濁) 작용이 체내에서 끊임없이 이루어지면서 전신을 자양한다. 수액(水液)이 위(胃)로 들어가면 비(脾)에서 청탁(淸濁)을 분별하여 맑은 것은 폐(肺)로, 탁(濁)한 것은 신(腎)으로 수포한다. 폐(肺) 가운데의 수액(水液)에서 맑은 것은 폐기(肺氣)의 선발(宣發)작용을 통하여 심맥(心脈)으로 운반됨으로써 피부(皮膚)·주리(腠理)·피모(皮毛) 등의 조직으로 공급된 후, 일부분은 땀이 되어 체외로 배출되고 그 나머지는 다시 심맥(心脈) 속으로 흘러 들어간다. 신(腎)으로 돌아온 수액(水液)은 신양(腎陽)의 증화(蒸化)작용을 거쳐 맑은 것은 다시 기(氣)로 화(化)하여 폐(肺)로 상승하고 재차 폐(肺)에서 전신으로 산포(散布)된다. 탁(濁)한 가운데 탁(濁)한 것은 바로 방광(膀胱)에 흘러 들어가 소변이 되어 체외로 배출된다.

수액(水液)의 대사과정에서 한 장부(臟腑)라도 그 기능에 균형이 깨지면 수액대사에 장애를 주어 수액(水液)이 정체되는 병리변화가 발생한다. 가령 상초(上焦)가 통하지 않으면 폐기(肺氣)의 선발(宣發)과 숙강(肅降)작용에 영향을 주어 수액(水液)이 상초(上焦)에 머물러 쌓이기 쉽고, 중초(中焦)가 통하지 않으면 비기(脾氣)의 전화(轉化)·운수(運輸)기능에 영향을 주어 중초(中焦)에 머물러 쌓이기 쉬우며, 하초(下焦)가 통하지 않으면 신양(腎陽)의 증화(蒸化)기능에 영향을 주어 하초(下焦)에 머물러 쌓이기 쉽다.

수액대사과정에서 폐(肺)는 선발숙강(宣發肅降), 신(腎)은 증등기화(蒸騰氣化), 비(脾)는 운화(運化)작용이 각각 주도적인 역할을 담당한다. 삼초(三焦)는 수액(水液)이 승강(昇降)하는 통로이다. 이 중에서도 가장 중요한 작용을 하는 것은 신(腎)이다. 이는 삼초(三焦)의 기화작용(氣化作用)이 신기(腎氣)에 의해서 이루어지고, 비양(脾陽)은 신양(腎陽)을 근원으로 삼으며, 방광(膀胱)의 배뇨기능(排尿機能) 또한 반드시 신(腎)의 기화작용(氣化作用)에 의지하기 때문이다. 그러므로 인체의 수액대사과정에 있어서 신(腎)이 매우 중요한 작용을 한다.

(3) 신은 납기를 주관한다. 〔腎主納氣〕

"납(納)"은 고섭(固攝)·수납의 뜻으로 신(腎)이 납기(納氣)를 주관한다는 것은 폐가 받아들인 청기(淸氣)를 고섭·수납하여 청기가 인체의 심부(深部)에까지 도달하도록 하는 작용을 가리킨다. 인체의 호흡운동을 폐가 주관하나 신의 납기작용에 의해서 일정한 심도의 호흡이 유지된다. 폐가 받아들인 청기가 신(腎)까지 도달함으로써 체내외 기체의 정상적인 교환이 보장된다. 신의 납기작용은 신의 봉장(封藏)[106] 특성이 호흡에 반영된 표현이다.

호흡작용에 있어서 흡입한 청기의 섭납(攝納)은 폐의 숙강작용에 의하여 납입된다. 그러므로 "폐는 기를 주관하고 신은 기의 근원이다. 폐는 출기를 주관하고 신은 납기를 주관함으로써 음양이 교차하니 호흡이 조화롭다. 만약 출납승강이 실조되면 천식이 발생한다."[107]고 하였다. 이처럼 신주납기의 기능은 호흡에 미치는 영향이 매우 중요하므로 신의 섭납(攝納)기능이 정상적으로 발휘되어야 호흡이 고르고 기도(氣道)가 통창(通暢)된다. 따라서 호흡이상의 병변은 폐 및 신과 밀접한 관계가 있으며 경락상으로도 신경은 폐로 유입된다. 만약 신기가 부족하여 납기작용이 감소하면 흡기가 섭납(攝納)하지 못하고 역상(逆上)하여 호흡이 얕고 조금만 움직여도 숨이 가빠지거나 호기가 많고 흡기가 적어지는 증상이 나타나는데 이를 "신불납기(腎不納氣)"라고 한다.

---

106) 『素問·六節臟象論』에서는 "腎者, 主蟄, 封藏之本"이라고 한데서 신을 "封藏之本"이라 하였다. 신의 봉장하는 특성은 인체의 모든 잠장(潛藏), 섭납(攝納)하는 생리활동으로 표현된다. 그 구체적인 내용은 신주장정(腎主藏精), 장혈(藏血), 납기(納氣)이다. 이외에도 신은 수진(水津)을 고섭(固攝)하고 이변(二便)을 섭납(攝納)하며, 태아를 고정(固定)하는 기능을 한다.

107) 肺爲氣之主, 腎爲氣之根, 肺主出氣, 腎主納氣, 陰陽相交, 呼吸內和. 若出納昇降失常, 斯喘作矣. 『類證治裁·喘證』

4) 기능발현

(1) 신은 이(耳)와 이음(二陰)으로 개규한다.

신개규어이(腎開竅於耳)

귀의 청각은 신(腎)의 정기(精氣)에 의존하여 길러진다. 『내경』에서는 "신기(腎氣)가 이(耳)에 통하니 신(腎)이 조화로우면 오음(五音)을 들을 수 있다."[108]고 하였다. 신정(腎精)은 청각에 영향을 미친다. 신정(腎精)이 충만하면 청력이 예민하고 분별력이 높으며 신정(腎精)이 부족하면 청력이 감퇴하거나 이명(耳鳴) 등의 증상이 나타난다. 한편 노인의 청력감퇴는 신정의 생리적 감소로 인한 현상이다. 이렇듯 청력감퇴, 이명, 이롱(耳聾) 등 청각의 이상은 신중 정기의 성쇠를 판단하는 지표가 되므로 이(耳)는 신(腎)의 징후(徵候)를 나타내며 "신이 귀에 개규한대[신개규어이(腎開竅於耳)]."라고 한다.

신개규이음(腎開竅二陰)

신(腎)이 이음(二陰)에 개규(開竅)한다는 것은 이음(二陰)의 생리기능이 신(腎)의 기화작용과 밀접한 관계가 있음을 말한다.

신(腎)과 전음(前陰)의 관계는 배뇨와 생식기능으로 나타난다. 소변의 저장과 배설은 방광의 작용에 속하나 이는 신(腎)의 기화(氣化)작용에 의지한다. 즉 신기의 기화작용으로 방광이 개(開)하면 소변이 배출되고 합(闔)하면 방광에 소변이 모이게 된다. 생식기능 역시 신정의 성쇠에 의하여 변화한다. 신정에 의해 화생된 천계(天癸)가 고갈하면 여자는 폐경(閉經)이 되고 남자는 정소(精少)하여 생식력을 상실하게 된다.

신(腎)과 후음(後陰)의 관계는 대변으로 나타난다. 대변의 배설은 기본적으로 대장의 "전도(傳導)"작용에 의하나 신양(腎陽)의 기화(氣化)도 대변에 영향을 미친다. 임상에서 볼 때 신음허(腎陰虛)로 변비(大便秘結)가 나타날 수 있으며 신양허(腎陽虛)로 대변불통증(大便不通症)의 증상도 나타날 수 있다. 이러한 신(腎)과 이음(二陰)의 배뇨 및 배변의 밀접한 관계를 "신사이음(腎司二陰)"이라 한다.

---

108) 腎氣通于耳, 腎和則耳能聞五音矣.『靈樞·脈度』

(2) 신은 골(骨)을 주관하고 골수(骨髓)를 생성하며 뇌(腦)로 통한다.

골(骨), 수(髓), 뇌(腦)는 모두 기항지부(奇恒之腑)에 속하나 그 발생과 생장은 신과 밀접한 관계가 있다.

수(髓)는 골을 영양하는 골강(骨腔) 내의 물질로 신정(腎精)이 화생한 것이다. 그러므로 "신이 골수를 생성한다[신생골수(腎生骨髓)]."[109)라고 한다. "신이 골을 주관한다." 는 것은 신정으로부터 화생된 수(髓)가 골의 생장발육과 견고함에 관여함을 말한다.

"뇌(腦)는 수의 바다[뇌위수지해(腦爲水之海)]"로 뇌수(腦髓) 역시 신정이 화생한 수가 그 기능활동의 기초가 되므로 "신(腎)은 뇌(腦)로 통한다."고 하였다.

신의 정기가 충만하면 수(髓)의 생성이 왕성하여 골(骨), 수(髓), 뇌(腦) 등이 충분한 영양을 얻어 정상적인 기능 활동을 유지할 수 있다. 골은 견실하고 골(骨)의 여분인 치아의 생장발육이 왕성하고 튼튼하며 뇌의 기능 활동도 왕성하여 지력(智力)이 총명하며 사유가 민첩하고 기억력도 좋아진다. 이를 일컬어 『내경』에서는 "작강지관(作强之官), 기교출언(伎巧出焉)"[110)이라 한다. 반대로 신의 정기가 부족하면 수(髓)의 생성이 부족하여 골(骨), 수(髓), 뇌(腦) 등이 충분한 영양을 받지 못하고 발육이 온전치 않거나 병변이 발생하게 되는데 골이 영양을 실조하면 뼈가 부실해지고 연약해져 무력하여 골절이 쉽게 된다. 또한 뇌수가 공허하게 되면 두훈(頭暈), 이명(耳鳴), 건망(健忘), 실면(失眠)하는 등 성인이나 노인에 있어서 뇌기능이 감퇴하고 소아에 있어서는 대뇌의 발육부전 등이 나타나는데 임상에서 신(腎)을 보하는 치료로 좋은 효과를 거둔다.

(3) 신의 정화(精華)는 두발(頭髮)에 나타난다. 〔其華在髮〕

신정은 두발을 영양하는 중요한 물질로 신정이 충족하면 두발의 생성이 빠르고 조밀하며 광택이 있으나 신정이 쇠약해지면 두발이 쉽게 빠져 성기게 되고 백발이 된다. 모발(毛髮)을 윤택하게 길러주는 것은 혈액(血液)에 근원을 두었기 때문에 "모발(毛髮)은 혈액(血液)의 여분(餘分)이다."라고 하지만, 모발의 생기(生氣)는 신(腎)에서 기원함으로 모발(毛髮)의 생장, 탈락, 윤택은 신(腎)의 정기성쇠(精氣盛衰)와 관련이 있다. 청장년은

---

109) 『素問・陰陽應象大論』
110) 『素問・靈蘭秘典論』

신기(腎氣)가 충족하므로 모발에 광택이 나며, 노인은 신기(腎氣)가 점차 쇠잔하여 모발이 백색으로 변하기도 하고 빠지기도 한다.

(4) 신의 신(神)은 지(志)이고, 지(志)는 공경(恐驚)이다.

신장지(腎藏志)

지(志)는 정신활동의 일부로 기억을 통해 사물을 인식하는 과정을 말하는데 신의 정기가 기초가 된다. 신정(腎精)에서 화생한 수(髓)는 뇌에 영양을 공급하여 지(志)의 활동을 왕성하게 하므로 기억력이 좋고 의식과 사유 활동도 신중하게 한다.

신정이 부족하면 뇌수가 공허하게 되므로 지(志)가 깃들지 못해 지력과 의식 및 사유 활동이 느리고 둔하게 된다.

신재지위공경(腎在志爲恐驚)

공(恐)은 신(腎)의 정지로 자신의 안전이 위협을 느낄 때 발생하는 무서워하고 두려워하는 감정이다. 경(驚)과 공(恐)은 서로 비슷하나 경(驚)은 외부로부터 오는 것이고 공(恐)은 내부로부터 생기는 것이다.

공(恐)의 활동도 신의 정기를 기초로 하는데 신정이 충족하면 자극에 대한 두려움이 지나치지 않고 절도가 있으며 신의 정기가 부족하면 조그마한 자극에도 쉽게 두려워하고 무서워하며 불안해하니 "신기허즉공(腎氣虛則恐)"이라 한다. 공(恐)이 신의 기기에 미치는 영향을 "두려워하면 기가 가라앉는다."[111]라 하였다. 이렇듯 공(恐)하면 신기에 영향을 주어 이변(二便)의 실금(失禁), 유정(遺精) 등이 나타난다.

(5) 신의 액은 타(唾)이다. 〔其液爲唾〕

타액(唾液)은 입의 진액으로 구강에서 분비되어 구강을 윤택하게 하고, 음식물과 고루 섞여서 음식물을 뭉쳐지게 하여 목구멍으로 넘긴다. 고대 의가들은 타액(唾液)은 구진(口津)이고 신정(腎精)이 화생한 것으로 보았다.

---

111) 恐則氣下. 『素問・擧痛論』

타액(唾液)과 연액(涎液)은 속칭 "구수(口水)"라고 하는데, 연액(涎液)은 비의 액이고 타액(唾液)은 신의 액이다. 연액(涎液)은 양 뺨에서부터 나와 구(口)로 흘러 넘쳐서 구각(口角)으로 흐르지만, 타액은 설하에서 생겨 구중(口中)으로 나온다. 임상에서 구각(口角)으로 흐르는 침은 대개 비(脾)에 의한 것이고, 설하(舌下)에서 나오는 걸쭉한 침은 신(腎)에 의한 것이다. 다시 말해, 타액은 설하(舌下)에서 나오는 침으로 신정(腎精)이 경맥을 따라 설하(舌下)로 흘러들어 염천혈(廉泉穴)을 지나 구설(口舌)에 분포하여 생성된 액체로 입안을 자윤(滋潤)하고 소화를 돕는다.

만약, 신음허(腎陰虛)하면 타액의 분비가 감소하여 입안이 건조한 증상이 나타나게 되는데 이는 모두 신정의 자윤을 받지 못해서 발생하는 것이다.

(6) 기응재요(其應在腰)

요(腰)는 신(腎)의 외후(外候)로 신의 생리기능과 병리변화가 요부에 반영됨을 말한다. "요(腰)는 신(腎)의 부(府)"[112]이니 신의 정기가 충족하면 요부가 건장하여 좌우앞뒤 운동이 자유롭다. 만약 신의 정기가 허손되거나 경기(經氣)의 흐름이 순조롭지 않으면 허리부위가 영양을 잃어 시큰거리고 연약해지고 통증이 있어 몸을 뒤척이거나 바로 눕는 활동이 부자유스러운데 이를 신허요통(腎虛腰痛)이라고 한다.

5) 명문(命門)

"명문"이란 단어는 『영추(靈樞)』에서 처음 보이나, 여기에서 말하는 명문은 안정(眼睛)과 정명혈(睛明穴)을 가리킨다.[113]. 명문을 내장(內臟)으로 제기한 것은 『난경(難經)』이 처음으로, "두 개의 신이 모두 신이 아니고, 왼쪽은 신이나 오른쪽은 명문이다."[114]라고 하였다. 후세의 의가들은 명문의 부위 및 그 기능에 대해 서로 다르게 인식했다.

명문의 위치에 대하여서는 어떤 이는 좌신(左腎)을 명문이라 하였고 어떤 이는 양신(兩腎)을 모두 명문이라 하였으며 어떤 이는 양신(兩腎) 사이에 있는 것이 명문이라 하였고,

---

112) 『素問·脈要精微論』
113) 太陽根于至陰, 結于命門. 命門者, 目也. 『靈樞·根結』
114) 腎兩者, 非皆腎也, 其左者爲腎, 右者爲命門. 「難經·三十六難」

어떤 이는 명문이란 신(腎) 사이에서 움직이는 기(氣)라고 하였다.

　명문의 기능에 대하여서는 어떤 이는 명문은 원기(元氣)의 근원이고 수화(水火)의 집(宅)이라 하였고, 어떤 이는 선천의 화(火) 혹은 전신의 진양(眞陽)을 명문이라 하였다. 어떤 이는 명문을 생명이 탄생하는 문호(門戶)로써, 여자에게 있어서는 산문(産門)이고 남자에게 있어서는 정관(精關)이라고 하였다. 예로 명대(明代)의 장경악(張景岳)은 "명문은 원기의 뿌리가 되고, 수화(水火)의 집이 되니, 오장의 음기는 이것이 아니면 자양할 수 없고, 오장의 양기는 이것이 아니면 발전될 수 없다."[115]고 하였다. 이는 명문이 신음과 신양 양면의 작용을 포괄하는 것으로 인식하는 것이다. 또 명대의 조헌가(趙獻可)는 명문의 부위가 "양신의 사이(兩腎之間)"라 하고, 명문화(命門火)는 인체의 양기라고 인식하였다. 역대 의가들이 논술한 명문의 생리기능에 관한 것을 보면 명문과 신의 생리기능은 일치한다. 신과 명문은 모두 오장의 근본으로 진음과 진양에 속하며, 인체 오장육부의 음은 모두 신음의 자양을 얻고 오장육부의 양은 모두 신양에 의해 온후된다. 따라서 신양은 명문의 화이고, 신음은 또한 장경악(張景岳)이 말한 "명문의 수"라고 하였으며, 신음·신양은 곧 진음·진양 혹은 원음·원양이라고 하였다. 이로 인해 명문화와 신양은 기본적으로 같고, "명문"이라 부르는 것은 신양의 중요성을 강조하는 것 뿐이라는 것을 알 수 있다. "명문지화(命門之火)"는 신양의 범위에 속하는 신의 주요한 기능 활동이다.

　명문의 주요 기능은 다음과 같이 개괄할 수 있다 :
1. 생명활동의 근본 역량(力量)
2. 인체 생장발육을 추동하는 동력
3. 생식기능의 성숙을 촉진하는 작용
4. 체액의 유포와 배설을 추동하는 기능이다.

---

115) 命門爲元氣之根, 爲水火之宅, 五臟之陰氣, 非此不能滋, 五臟之陽氣, 非此不能發.

제3절 육부(六腑)

1. 담(膽)

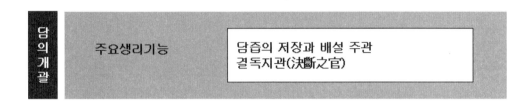

1) 부위와 형상

담은 주머니 모양으로 간의 지엽 사이 우엽쪽에 위치하고 간과 연계되어 있다. 『難經·四十二難』에서 "담은 간의 지엽 사이에 있으며, 무게는 삼량삼수(三兩三銖)이고 담즙 삼합(三合)을 담고 있다."[116]고 하였다.

2) 생리기능

(1) 담즙의 저장과 배설

담의 주요한 생리기능은 담즙(膽汁)을 저장하고 분비하는 것이다. 담즙은 성질이 차고 맛이 쓰며 황록색을 띤다. 음식물을 소화하는 과정에서 소장으로 흘러 들어가 소화기능을 돕는다. 담즙은 간장에서 생성된 맑고 깨끗한 액이다. 그러므로 『소문·영란비전론』은 담을 "중정지관(中正之官)"으로, 『영추·본수』는 "중정지부(中精之腑)"라 하였다. 장경악(張景岳)은 "담은 중정지관(中正之官)으로 맑고 깨끗한 액을 가지고 있으므로 중정지부라 한다. 다른 부에서 가지고 있는 것은 모두 탁하나 이것만 유독 맑다."[117]고 하였다.

담은 육부이면서 '기항지부(奇恒之腑)'에도 속한다. 형체가 부와 유사하지만 그 기능은

---

116) 膽在肝之短葉間, 重三兩三銖, 盛精汁三合.
117) 『類經·藏象類』

담즙을 저장하는 것으로 장과 유사하다. 또한, 기능에 있어서는 장과 유사하지만 유형의 정즙(精汁)을 간직하고 가득찰 수도 있고, 배설할 수도 있는 특징을 가지고 있다. 담즙은 음식물의 소화를 도와 육부의 하나이나, 담 자체는 음식물은 전화(傳化)하지 않는 생리기능과 정즙을 저장하는 기능은 육부의 기능과 차이가 있다. 이렇듯, 장과 비슷하지만 장은 아니며, 부와 비슷하지만 부가 아닌 특성이 있기 때문에 담을 기항지부에 귀속시킨다.

담즙의 생성과 분비는 간의 소설기능에 의해서 조절된다. 그러므로 실제로는 간의 소설기능의 구체적 표현 중의 하나이다. 간의 소설기능이 정상이면 담즙이 순조롭게 분비된다. 만약, 간의 소설 기능이 실조되면 간기가 울결되어 담즙이 순조롭게 분비되지 못하므로 담즙이 상역하거나 외부로 분출하여 옆구리 부위가 팽만하고 아프며 입이 쓰고 황록색의 쓴물을 구토하게 되고 얼굴·눈·피부 등에 황달(黃疸)이 발생하게 된다.

(2) 결단을 주관한다. [主決斷]

담이 결단을 주재한다는 것은 담기(膽氣)가 사람의 정신 감정활동과 관련이 있다는 것이다. 결단은 결정과 판단을 이르는 말인데 담의 결단능력은 치우침이 없으므로 『내경』에서 "담은 중정지관으로써 결단이 이곳에서 나온다."[118]라고 하였다. 간과 담은 표리관계이다. 간은 장군지관(將軍之官)으로 모려(謀慮)를 주관하지만 결단은 반드시 담이 한다. 그러므로 담기가 충족하면 결단력이 강하고 담기가 허하면 결단력이 없어 언행에 정확성을 잃거나 혹은 우유부단하게 된다.

또한 담기의 성쇠(盛衰)와 사람의 용감성(勇敢性)·겁약성(怯弱性)은 서로 관련이 있다. 결단이 과감하고 정확하면 담기가 충만한 것으로 용감하고 대담하다. 반대로 결단을 내리지 못하고 망설이거나 주저하는 것은 담기가 부족한 것으로 비겁하거나 겁이 많다. 일반적으로 '담이 작다.'라고 하면 담기가 부족한 것을 의미한다. 이렇듯 결단의 중정(中正)과 용겁(勇怯)의 여부는 담기의 허실과 관계가 있다. 그러므로 임상에서 경계(驚悸), 허겁(虛怯), 불면(不眠), 다몽(多夢) 등 정신감정의 변화에도 항상 담을 고려해야 한다.

---

118) 膽者, 中正之官 決斷出焉. 『素問·靈蘭秘典論』

2. 소장(小腸)

	주요생리기능	수성화물(受盛化物) 비별청탁(泌別淸濁)

1) 부위와 형상

    소장은 굴곡을 이루며 복강을 회전하면서 중첩되어 있는 도관(導管)의 형태로 "소장의 후면은 척부(脊部)에 부착되어 있고 왼쪽 방향으로 감겨져 있으며, 아래로는 회장(回腸)과 접하고 배꼽의 상부에 부착되어 있다. 열 여섯 개의 굴곡을 이루며 둘레는 이촌반(二寸半), 직경은 팔분분지반(八分分之半)[119]이 못 되고 길이는 삼장이척(三丈二尺)[120]이다."[121]라고 하였다. 위로는 유문(幽門)과 접하여 위와 상통하고 아래로는 난문(蘭門)[122]과 접하여 대장과 상통한다.

2) 생리기능

(1) 소장은 수성과 화물을 주관한다.〔受盛化物〕

    수성(受盛)은 "접수하다", "쌓아서 담는다."라는 의미이고 화물(化物)은 "변화·소화하다."는 의미로 위(胃)의 내용물을 받아들여 소화를 완성하는 작용을 말한다.

    "소장은 받아들이는 기관이며, 물질의 변화가 나온다."[123]라는 말은 위장과 십이지장에

---

119) 해부학적으로 윗부분이 약 4cm, 아랫부분이 약 2cm

120) 해부학적으로 약 6~7m

121) 『靈樞·腸胃』

122) 난문(蘭門) : ① 칠충문(七衝門)의 하나. 『難經·四十二難』에서 "대장과 소장이 만나는 부분이 난문(蘭門)이다."라고 하였다. 즉 대장·소장의 경계 부위로서, 이곳은 마치 막대로 문을 가로막고 있는 것 같으므로 난문이라 부른다. ② 경외기혈명. 『針灸大全』. 원래 곡골(曲骨)에서 양옆으로 각 3촌씩 떨어진 부위를 가리켰는데, 『類經圖翼』에서는 음경근(陰莖根)에서 양옆으로 각 3촌씩 떨어진 부위라고 하였다. 현재는 대개 『醫學綱目』에 근거해서 치골(恥骨)하연의 중앙 즉, 음경근에서 양옆으로 각 2촌 떨어진 부위를 가리킨다.

123) 小腸者, 受盛之官, 化物出焉. 『素問·靈蘭秘典論』

서 소화한 음식물을 받아 소장에서 다시 소화하고 흡수한다는 뜻이다. 만약 이러한 기능에 이상이 생기면 소화와 흡수에 장애가 발생해 복통·설사·변이 묽어지는[변당(便溏)] 등의 증상이 나타난다.

(2) 청탁(淸濁)의 비별(泌別)을 주관한다. 〔泌別淸濁〕

"비별청탁(泌別淸濁)"에서 "청"은 음식물의 정미(精微)한 영양물질을 가리키고 "탁"은 음식물의 조박부분(糟粕部分)인 찌꺼기를 가리킨다. 비별청탁은 즉, 영양물질과 찌꺼기를 분리한다는 뜻이다. 이는 위(胃)에서 전하여 준 음식물을 받아서 청기(淸氣)와 탁기(濁氣)로 분별하는 기능을 소장이 담당한다는 의미이다. 청정(淸淨)한 기는 비(脾)를 경유하여 전신으로 수포되고 탁(濁)한 찌꺼기는 난문(闌門)을 통하여 대장으로 주입된 뒤에 체외로 배출하며, 쓸모없는 수분은 방광으로 스며들어 소변이 되므로 소장의 비별청탁 기능은 수액대사와도 밀접한 관련이 있다. 그렇기 때문에 소장에 병이 있으면 소화흡수의 기능 외에도 대소변에 이상이 나타난다. 임상에서 소변의 양과 색에 이상이 있으면 소장의 이상을 고려해 보아야 한다. 예를 들면, "병이 소장에 있으면 대변에 음식물의 형체가 그대로 나오는 대변손설(大便飱泄)이나, 소변이 시원하게 나오지 않고 잦으며 나오는 느낌이 껄끄러운 소변단삽(小便短澀)이나, 무뇨(無尿), 혈뇨(血尿) 등의 증상이 발생한다."124)고 한 것은 소장의 병리변화는 주로 소변에 이상현상을 나타내는 동시에 대변에도 관련이 있음을 지적한다. 그러므로 소장의 비별청탁 기능이 실조되면 비의 운화에 영향을 미칠 뿐만 아니라, 설사나 소변이 짧고 적어지거나 색이 진해지는 등의 증상이 나타난다.

소장의 생리기능은 음식물의 소화·흡수·수액대사 과정에서 매우 중요한 작용을 하는데, 소장의 이러한 기능은 비의 승청(昇淸)과 위의 강탁(降濁)기능을 종합한 것이다.

---

124) 小腸本病, 大便水穀利, 小便短, 小便閉, 小便血…… 『臟腑標本用藥式』

3. 위(胃)

위의개괄	주요생리기능	수곡의 수납(受納), 부숙(腐熟) 통강주관(通降主管)

1) 부위와 형상

위는 횡격막(橫膈膜) 아래에 자리 잡고 있다. 상부는 식도(食道)와 이어지는데 이곳을 분문(賁門)이라 하고, 아래로 소장과 통하는데 이곳을 유문(幽門)이라 한다. 침뜸의학은 위의 상부를 "상완(上脘)"이라 부르고 분문을 포괄하며, 하부는 "하완(下脘)"이라 부르고 유문을 포괄한다. 상완과 하완의 사이를 "중완(中脘)"이라 부른다. 이 세 부분을 합해 "위완(胃脘)"이라 한다.

위의 형태에 대해 『내경』에서는 "위는 굽어져 있는데 길이는 이척육촌(二尺六寸)이고 둘레는 일척오촌(一尺五寸)이며 직경은 5촌(寸)이다.[125]라고 하였으며, 용적은 삼두오승(三斗五升)[126]이고 무게는 이근이양(二斤二兩)[127]이라 하였다.

2) 생리특성

위는 습(濕)한 것을 좋아하고 조(燥)한 것을 싫어한다. [喜潤惡燥]

위는 양토(陽土)로써 생리적으로 조(燥)하기 쉬운 특징이 있다. 따라서 병태생리적으로 조습(燥濕)의 조절이 되지 않으면 건조해지기 쉬운 경향이 있고 지나치게 건조해지면 병이 되기 쉬워 그 성질을 형용해 "희윤오조(喜潤惡燥)"라 한다. 이는 위가 지나치게 건조하면 위음(胃陰)이 손상되므로 생리적으로 이를 보호해야 함을 말한다.

---

125) 胃紆曲屈, 伸之, 長二尺六寸, 大一尺五寸, 徑五寸. 『靈樞・腸胃』
126) 『靈樞・平人絶谷』/ 해부학적으로 1~2.5 ℓ
127) 『難經・四十二難』

위기는 하강을 주관한다. [胃主通降]

通은 통창(通暢)시킨다는 의미이고 降은 하강시킨다는 의미로 胃의 "통강(通降)" 작용은 음식물이 위에 들어가면 초보적인 소화를 일으킬 뿐만 아니라, 더욱 중요한 것은 초보 소화된 음식물을 유문을 통해 소장으로 전송해서 재차 소화가 진행되도록 하는 것을 말한다. 이로 인해 위기는 반드시 아래로 순조롭게 내리는 기능이 있어야만 소화기계의 각 기관이 계속 그 작용을 발휘하도록 할 수 있다. 만약 위의 통강기능이 문란해져 위기가 울결되면 식욕감퇴·중완팽만(中腕脹滿)·변비가 발생하며, 심하면 위기가 역행하여 구토, 애기(噯氣; 트림) 등의 증후가 나타난다. 그러므로 "위주통강(胃主通降)"이라 한다.

3) 생리기능

(1) 위는 수납(受納)을 주관한다.

수납은 접수·수용 즉 '받아들이다.'의 의미로 "위주수납(胃主受納)"이란 위가 음식물을 받아들이는 작용이 있음을 말한다. 음식은 입으로 들어가 식도를 거쳐 위에서 받아들이므로, 위를 "수곡지해(水穀之海)·태창(太倉)·창름지관(倉廩之官)"이라 부른다.

"인체가 기를 받는 것은 수곡(水穀)이고, 수곡이 주입되는 곳은 위이니, 위는 수곡기혈(水穀氣血)의 바다이다."[128]라고 한 것처럼 위의 수납기능은 기혈의 생성에서 중요한 의미를 갖는다. 그러므로 "위는 수곡지해로서 육부의 원천이다. 오미(五味)가 입에 들어가면 위에 머물면서 오장에 영양을 공급한다.……오장육부의 수곡정미는 모두 위로부터 나온다."[129]라고 하였다. 이것은 수곡을 받아들이는 위가 전신에 영양을 공급하는 원천임을 설명한 것이다. 결론적으로 위의 수납기능이 정상이면 기혈의 원천도 충분하다. 반대로 위의 수납기능이 실조되면 기혈의 원천도 부족해진다.

---

128) 人之所受氣者, 穀也. 穀之所注者, 胃也. 胃者, 水穀氣血之海也. 『靈樞·玉版』
129) 胃者, 水穀之海, 六腑之大源也. 五味入口, 藏於胃以養五臟氣……是以五臟六腑之氣味, 皆出於胃. 『素問·五臟別論』

(2) 위는 수곡의 부숙(腐熟)을 주관한다.

음식물은 위로 들어가 초보적 소화단계인 "부숙(腐熟)"을 거친 후 일부분의 수곡정미는 비로 보내진다. 비는 위(胃)의 수곡정미를 운화하고 폐 및 전신으로 수포한다. 대부분의 음식물은 위의 통강(通降)작용을 거쳐 소장으로 보내진 다음 진일보한 소화과정을 거치게 된다. 만약 위의 이러한 기능에 장애가 발생하면 식욕부진·식사량 감소·소화불량·위완 팽만통 등이 나타난다.

장상학에서는 위의 부숙작용을 중요시했는데 예를 들면, "중초의 기는 위에서 나오는데, 상초의 기가 나온 후에 나온다. 중초에 받아들인 수곡은 찌꺼기를 비별(泌別)하고 진액을 증발시키는 소화흡수 과정을 거치며, 그 속에서 화생된 정미는 폐맥에 보내어져 혈액으로 화생된 후 전신을 영양하니, 이보다 귀중한 것은 없다."[130]고 하였다.

위기(胃氣)는 기혈생화의 근원으로 위기의 강약여부는 장부의 기능 활동에 직접적인 영향을 미친다. 또한 위기는 질병에 대한 저항력이 있어 위기가 약하면 기혈부족으로 원기(元氣)를 충족시키지 못하여 이로 말미암아 질병이 발생하게 된다. 『의종필독(醫宗必讀)』에서는 "위기(胃氣)가 있으면 살고 위기가 없으면 죽는다."고 하였듯이 위기(胃氣)의 유무는 질병의 예후 판단의 근거가 된다.

---

130) 中焦, 亦幷胃中, 出上焦之後. 此所受氣者, 泌糟粕, 蒸津液, 化其精微, 上注於肺脈, 乃化而爲血, 以奉生身, 莫貴於此. 『靈樞·營衛生會』

4. 대장(大腸)

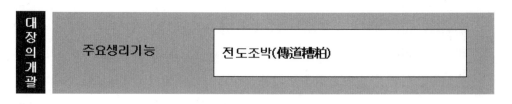

1) 부위와 형상

대장(大腸)이 소장(小腸)과 연결되는 곳을 난문(闌門)이라 하고 하단은 항문(肛門)이라 한다. 그 형태는 결장(結腸)이 우측으로 돌면서 쌓여 열 여섯 개의 굴곡을 이루며 둘레는 사촌(四寸)이고 직경은 일촌반(一寸半)이 안 되며 길이는 이장일척(二丈一尺)이다. 직장(直腸)은 좌측으로 돌면서 쌓여 상하가 기울어지고 둘레는 팔촌(八寸)이고 직경은 이촌반(二寸半)이 넘고 길이는 이척팔촌(二尺八寸)이다.[131] 중량은 이근(二斤) 십이량(十二兩)이다.[132]

2) 생리기능

전도조박(傳道糟粕)

전도조박이란 대변을 생성하여 배설하는 것으로 소장이 아래로 보낸 내용물을 받아서 여분의 수분을 흡수하고, 대변을 형성하여 항문을 통해 체외로 배출시기는 대장의 기능을 의미한다. 그러므로 『내경』에서 "대장은 전도(傳導)의 관(官)이며, 수곡의 찌꺼기가 이곳에서 형성되어 배설된다."[133]라고 하였다. 대장은 소장에서 내려온 음식물의 찌꺼기를 받아들인다. 이 과정에서 그 속의 수분을 대부분 흡수하므로 "대장은 진액을 주관한다."고 한다. 또한, 이렇게 형성된 분비물은 직장을 거쳐 항문으로 배출한다.

대장의 전도작용에 이상이 생기면 대변의 질과 양 및 횟수에 이상 변화가 나타날 수

---

131) 『靈樞·腸胃』
132) 『難經·四十二難』
133) 大腸者, 傳導之官, 變化出焉. 『素問·靈蘭秘典論』

있다. 만약 대장이 허한(虛寒)하면 수분 흡수가 무력해져 수곡이 섞여 내려오므로 설사·장명(腸鳴)·복통 등이 나타날 수 있고 대장이 실열(實熱)하면 수분 부족으로 장액이 고갈되어 변비를 형성하는 대변불통(大便不通)이 나타날 수 있다. 만약, 습열(濕熱)이 대장에 쌓이면 대장의 기가 울체하여 복통·이급후중(裏急後重)·변농혈(便膿血) 등이 나타난다.

5. 방광(膀胱)

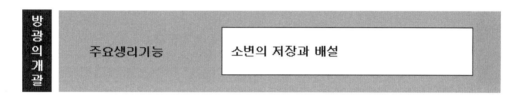

방광의개괄	주요생리기능	소변의 저장과 배설

1) 부위와 형상

방광은 하복부의 중앙 즉, 신의 하부, 대장의 전면에 위치하며 상부에는 수뇨관(輸尿管)이 있어 신과 서로 연결되어 있고 하부에는 요도(尿道)가 있어 전음(前陰)으로 통한다.

무게는 구양이수(九兩二銖)이며 세로 넓이는 구촌(九寸)으로 소변이 가득 찼을 때의 양은 구승구합(九昇九合)이다.[134]

2) 생리기능

주요한 기능은 소변의 저장과 배뇨작용이다. 소변은 신과 방광의 기화(氣化)기능을 통하여 체외로 배출되므로 『내경』에서는 "방광은 수액이 모이는 기관으로 진액을 저장하여 기화작용을 통해 요액을 배출한다."[135]라고 하였다.

만약 신의 기화작용이 실조되어 방광의 기화 작용이 진행되지 않으면 소변이 순조롭지 못하고, 방광이 그 구속하는 작용을 잃게 되면 소변이 빈번해지고[尿頻], 요실금

---

134) 『難經·四十二難』
135) 膀胱者, 州都之官, 津液藏焉, 氣化則能出矣. 『素問·靈蘭秘典論』

(尿便失禁)이 나타난다. 만약, 방광에 습열이 형성되면 소변이 빈번해지고 급해지며 [尿急], 심하면 배뇨통(排尿痛)까지 나타난다.

6. 삼초(三焦)

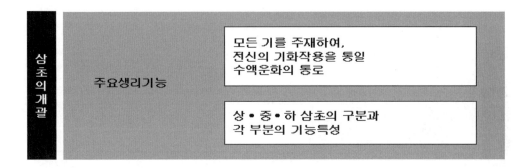

1) 부위와 형상

삼초는 육부의 하나로, 상초(上焦)·중초(中焦)·하초(下焦)를 합한 명칭이다. 삼초의 명칭·부위·기능에 대한 것은 『내경(內經)』에서 처음으로 언급되고, 『난경(難經)』에서 "유명이무형(有名而無形)"설을 제시한 후 그 구체적인 형태와 기능 개념에 대하여 많은 논쟁이 있어왔다.

『내경(內經)』·『난경(難經)』이후 역대 의가들은 삼초의 위치에 대하여 대다수가 장부부위의 구분에 대해 논하였다. 삼초는 인체에 있는 내장을 다 포괄하는 하나의 대부(大腑)로 장경악(張景岳)은 "삼초는 확실한 하나의 부로써 장부의 밖, 신체의 내부에서 모든 장을 포괄하는 체강(體腔)의 대부이다."[136]라고 했으며 부위를 나누는 하나의 개념으로 보았다. 횡격막 이상의 부위는 상초(上焦)이고 심·폐를 포괄하며, 횡격막 이하 제(臍) 이상의 부위는 중초(中焦)이고 비위를 포괄하며, 제(臍) 이하의 부위는 하초(下焦)이고 간·소장·대장·신·방광·여자포(女子胞) 등을 포괄한다. 그 중에 간장은 그 부위로 말하면 마땅히 중초로 분류되어야 하나, 장상학에서는 간신동원(肝腎同源)이라 하여 해부학적인 위치보다는 그 생리적인 내용을 기준으로 하여 간을 신과 함께 하초에 귀속시켰다.

---

136) 三焦者, 確有一腑, 盖臟腑之外, 軀殼之內, 包羅諸臟(包羅諸臟) 一腔之大腑也. 『類經·藏象類』

2) 생리기능

(1) 전신의 기화작용으로 본 삼초

삼초는 통행원기(通行元氣)를 주관한다.

삼초는 기가 승강출입하는 통로이자 기화가 진행되는 장소이고 신의 기기와 기화를 주재하는 기능이 삼초에 있다고 하는 것으로 인체의 원기(元氣)는 삼초라는 통로를 통해서 오장육부와 전신에 도달할 수 있다는 것이다. 원기는 인체의 근본이 되는 기이다. 원기는 신에서 근원하며 삼초를 통하여 십이경맥으로 들어가 오장육부에 도달하므로 삼초를 원기(原氣, 元氣)의 별사(別使)라고 한다. "삼초는 인체의 삼원지기(三元之氣)로써 오장육부·영위·경락·내외·상하의 기를 모두 주관한다. 삼초가 통하면 내외·좌우·상하가 모두 소통된다. 전신에 두루 흘러 들어가서 내외를 조화시키고 좌우를 영양하며 상하를 인도함에 이보다 더 큰 것이 없다."[137]고 하였다.

삼초는 수도(水道)를 소통하고 수액(水液)을 운행시킨다.

『내경』에서 "삼초는 결독지관(決瀆之官)으로 수도(水道)가 이곳에서 나온다."[138]고 하였다. 이는 삼초가 수도를 소통하고 수액을 조절하는 작용이 있으며 인체의 수액이 승강출입하는 통로임을 설명한 것이다. 전신의 수액대사는 폐·비·신·방광 등 여러 장부의 협조를 통해서 이루어지나 삼초를 통로로 하여야만 정상적으로 승강출입을 완성할 수 있다. 삼초의 이상으로 수도가 소통되지 못하면 소변이 순조롭지 못하거나 수종이 나타난다.

수곡정미(收穀精微)의 운화(運化)

삼초는 수곡의 소화흡수에 관여하여 그 정미를 운반하고 기의 화생에 영향을 미친다. 이를 "삼초는 수곡의 통로이며 기가 시작되고 끝나는 곳이다."[139]라고 하였다.

---

137) 三焦者, 人之三元之氣也. 號曰中淸之府, 總領五臟六腑, 營衛, 內外, 左右, 上下之氣也. 三焦通, 則內外左右上下皆通也. 其於周身灌體, 和內調外, 營左養右, 導上宣下, 莫大於此也.『中藏經·論三焦虛實寒熱生死逆順脈證之法』

138) 三焦者, 決瀆之官, 水道出焉.『素問·靈蘭秘典論』

139) 三焦者, 水穀之道路, 氣之所始終也.『難經·三十二難』

(2) 부위에 따른 삼초의 기능

삼초는 상초·중초·하초의 세 부분으로 나뉘는데, 그 부위는 일반적으로 『靈樞·營衛生會』와 『難經·三十五難』에 근거한다.

상초(上焦)

일반적으로 횡격막 이상의 부위를 상초라 하며, 심(心)·폐(肺) 및 두부(頭部)를 포함한다. 상초의 주요 기능은 첫째, 수곡을 받아들이는 것 둘째, 정미를 전신에 퍼뜨리는 것이다. 그러므로 "상초에 의해 선발(宣發)·산포(散布)된 오곡의 정미가 피부를 온후하고 형체를 충실히 하며 모발을 윤택하게 함이 마치 안개나 이슬이 뿌려져 적시는 것 같다."140)고 하였다.

중초(中焦)

일반적으로 횡격막 이하 배꼽 이상의 복부를 말하며, 비와 위를 포함한다. 해부학적인 위치로 보면 간도 중초에 속하나 온병학가(溫病學家)들이 삼초변증을 확립할 때 외감열병(外感熱病) 후기에 나타나는 간의 병증을 "하초(下焦)"의 범주에 넣은 이후 지금까지 하초에 귀속시켰다. 중초의 주요 기능은 수곡을 부숙(腐熟)하고 진액과 기혈을 화생하는 것이다. 그러므로 "중초는 찌꺼기를 분별하고 진액을 증화(蒸化)하며, 그 정미를 화생하여 폐맥으로 보내어 혈을 생성케 함으로써 전신을 영양하니, 이보다 귀한 것이 없다."141) 고 하였다.

하초(下焦)

일반적으로 배꼽 아래부터 간·신·소장·대장·방광 및 남녀의 생식기관을 포괄한다. 주요 생리기능은 수곡의 찌꺼기를 대소변으로 배설하는 것이다. 그러므로 "수곡은 항상 위에 저장되어 찌꺼기를 형성하여 대장으로 운반되는데, 이는 하초 기능이다. 수액은 비별청탁 과정을 거쳐 하초를 따라 방광으로 흘러 들어간다."142)고 하였다.

---

140) 上焦開發, 宣五穀味, 熏膚·充身·澤毛, 若霧露之漑. 『靈樞·決氣』
141) 泌糟粕, 蒸津液, 化其精微, 上注於肺脈, 及化而爲血, 以奉全身, 莫貴於此. 『靈樞·營衛生會』
142) 『靈樞·營衛生會』

『내경』에서는 삼초를 상징적으로 "상초는 안개와 같고 중초는 물거품과 같고 하초는 도랑의 물과 같다."[143]고 하였다. '안개와 같다.'함은 상초가 정미를 산포(散布)하는 작용이 마치 안개가 가득한 것처럼 전신의 장부조직을 적시는 것을 형용한 것이다. '물거품과 같다.'함은 중초의 비·위가 음식물을 소화 흡수하여 영양물질을 전신에 보내는 것이 마치 물거품에 전신이 적셔 지는 것과 같음을 형용한 것이다. '도랑의 물과 같다.'함은 신과 방광의 배뇨작용이 마치 물이 도랑으로 졸졸졸 흘러들어 가는 것과 같음을 형용한 것이다. 삼초의 생리기능은 종합하면 인체기화를 총괄이다. 이는 원기(元氣), 중기(中氣), 종기(宗氣) 삼자가 상보상성(相補相成)한 결과이다.

【참 고】

삼초의 형태와 관련한 역대 의가(醫家)들의 인식

삼초의 형태에 대한 역대 의가(醫家)들의 인식은 다섯 가지로 분류된다.

1) 무형삼초설(無形三焦說)

『난경(難經)』에서 이름은 있으되 그 형체는 없다고 하여 유명이무형(有名而無形)설이 비롯되었다. 그러나 경락의 존재는 인정하여 수소양경(手少陽經)이라 하였다. 이리하여 혹자는 삼초는 기능만 있고 실질 기관은 없다고 하였다. 이러한 관점은 상(上), 중(中), 하(下)의 삼초가 장부를 포괄하는 대명사이므로 많은 사람들이 부정하고 있다. 만약 이들 장부를 배제하면 삼초는 자연히 유명이무형(有名而無形)이다.

2) 유막삼초설(油膜三焦說)

남송(南宋) 진무택(陳無擇)이 처음으로 "삼초유형여지막(三焦有形如脂膜)"이라 하였다. 이후 청대(淸代) 당용천(唐容川)도 삼초가 유막(油膜)[144]이며 이 유막의 해부학적인 구분

---

143) 上焦如霧, 中焦如漚, 下焦如瀆. 『靈樞·營衛生會』
144) 망막(網膜)

에 의하여 상초, 중초, 하초로 나누어진다 하였다. 삼초의 기능은 유막 중의 혈관과 임파관망(淋巴管網)을 통하여 이루어지는데, 이러한 관점은 비록 단편적이나 후인이 더욱 삼초를 연구하는데 몇몇 연구토론의 실마리를 제공하였다.

3) 삼초임파계통설(三焦淋巴系統說)

장태염(章太炎) 등이 삼초의 기능은 임파계통에 상당한다고 하였다. 종익생(鍾益生)등은 임파계통을 해부학상 상초, 중초, 하초의 삼초로 구분하였다.

상초는 영위(營衛)를 주관하는데 영위(營衛)는 유기체의 방어기능으로 현대의 면역학과 유관하다. 임파계통은 유기체의 방어기구의 하나로 외사(外邪)의 침입을 받으면 유기체는 T임파세포와 B임파세포를 자극함으로써 세포면역과 체액면역반응을 발생시켜 외사에 대항한다. 중초는 부숙수곡(腐熟水穀)을 주관하는데 이는 소화계통의 소화흡수기능을 말하며 임파계통이 참가한다. 하초는 소결진액(疏決津液)하는데 수분과 전해질의 흡수·배설·운수와 조절을 포괄한다. 임파계통은 순환계통중의 하나로 상중하의 삼초의 기능은 모두 임파계통과 유관하다.

4) 삼초체액평형조절계통설(三焦體液平衡調節系統說)

장상과 병리방면에서 삼초계가 체액의 평형조절 기능을 담당한다는 설이다. 또한, 삼초는 진액을 소통시키고, 수도(水道)를 주관하며, 온몸으로 원기의 운행을 인도하고 출납을 주관하고 수곡을 부숙하고 청탁을 분비하는 기능이 체액의 평형조절계통과 매우 유사하다고 인식하였다. 따라서, 삼초에 병이 나면 체액의 평형실조로 수종(水腫), 복수(腹水) 혹은 요폐(尿閉) 등의 병증이 나타난다. 삼초의 범위는 비교적 광범위하며 이러한 관점은 역시 삼초와 체액의 평형조절계통의 밀접한 상관관계를 설명한다.

5) 삼단삼초설(三段三焦說)

삼초를 물질적으로 인식하여 강막(腔膜)을 포괄하나 강막이 아니며, 임파를 포괄하나 임파가 아니며, 장위(腸胃)를 포괄하나 장위가 아니라고 하였다. 상초는 횡격막 위의 흉강으로 심폐와 기관지를 포괄하고 중초는 횡경막 아래에서 제(臍)까지의 복강을 지칭하며 비위를 포괄한다. 하초는 제하(臍下)로 즉, 분강(盆腔)을 지칭하며 간(肝)·신(腎)·방광(膀胱)·대장(大腸)·소장(小腸) 등을 포괄한다. 따라서 여기에서의 삼초는 호흡·순환·소화·비뇨 등의 기능을 총칭하며 상응하는 기관을 포괄한다.

이상을 종합하면 인체의 복잡한 생명활동은 오장육부의 기능 활동으로 개괄할 수 있으며 오장육부의 기능 활동이 영향을 미치는 조직과 기관을 연계하는데 이러한 장부를 개괄함으로써 인체를 하나의 전체로 인식하는 장부를 침뜸의학에서는 삼초라 명명한 것으로 인식된다.

제4절 기항지부(奇恒之腑)

기항지부(奇恒之腑)의 "기(奇)"는 기이함을 가리키고, "항(恒)"은 항상(常) 존재한다는 의미로써, 뇌(腦)·수(髓)·골(骨)·맥(脈)·담(膽)·여자포(女子胞)가 여기에 속한다. 이들은 형태적으로 가운데가 비어 있어서 부(腑)와 유사하고, 기능적으로는 정기(精氣)를 저장하되 배출하지 않아 장(臟)과 유사하다. 이처럼 부와 구별되고, 장과도 다르므로 "기항지부(奇恒之腑)"라 하였다. 『내경』에서 "뇌(腦)·수(髓)·골(骨)·맥(脈)·담(膽)·여자포(女子胞)의 여섯 장기는 지기(地氣)가 생성한 것으로, 모두 음정(陰精)을 저장하므로 마치 대지가 만물을 생육하는 것과 같다. 이들은 저장하지만 배설하지는 않으므로 기항지부(奇恒之腑)라 한다."[145]고 하였다.

1. 뇌(腦)

뇌의 개괄	주요생리기능	정신사유(精神思惟) 주관

뇌는 두개골 내에 위치하며, 수(髓)가 모여서 구성되므로, 『내경』에서 "뇌는 수(髓)의 바다이다."[146]라고 하였다. 뇌는 인체에서 매우 중요한 기관으로 생명과 직접 관련이 있다. "두부를 찔러 뇌호혈(腦戶穴)을 맞추면 즉사한다."[147]고 하였는데 이는 너무 깊게 침을 꽂아 뇌를 손상하면, 생명 중추가 파괴되어 즉시 사망하게 됨을 설명한 것으로 뇌가 인체에서 갖는 중요성에 대해서 강조한 것이다.

일찍이 『내경(內經)』 시대에 뇌의 기능이 시각·청각 및 정신상태와 관계함을 인식하였다. 그래서 "머리는 정명(精明)의 집(府)이다."[148]라고 하였고 "수해(髓海)가 넉넉하면

---

145) 腦·髓·骨·脈·膽·女子胞, 此六者, 地氣之所生也, 皆藏于陰而象于地, 故藏而不瀉, 名曰奇恒之腑也. 『素問·五臟別論』
146) 腦爲髓之海. 『靈樞·海論』
147) 刺頭, 中腦戶, 立死. 『素問·刺禁論』
148) 頭者精明之府. 『素問·脈要精微論』

몸이 경쾌하고 건강하며 체력이 왕성하여 장수한다. 수해(髓海)가 부족하면 어지럽고 귀가 울리며 정강이가 시리고 눈앞이 캄캄하고 사지가 무력해져 눕기를 좋아한다."149)고 하였다. 또한, "상부의 기가 부족하면 뇌수가 충만하지 못하여 귀가 울리고 머리가 무거워 지탱하지 못하여 숙여지며 눈앞이 어지럽다."150)고 한 것처럼, 뇌·귀·눈은 모두 두부(頭部)에 속하므로 뇌수(腦髓)가 충만하지 않으면 이명(耳鳴)·목현(目眩) 증상이 나타난다. 청대(淸代)의 왕앙(汪昂)은『본초비요(本草備要)』에서 "사람의 기억력은 모두 뇌 가운데 있다."151)고 하였으며, 아울러 "사람이 지나간 일을 기억하려 할 때 눈을 감고 생각하는 것은 정신을 뇌에 집중시키려는 것이다."라고 하였다. 그 후 기억·언어 및 시각·청각·후각 등의 감각기능 및 사유·기억·언어 등의 기능을 모두 뇌에 귀속시킴으로써 뇌에 대한 인식을 한 단계 높였다. 이는 현대의학의 뇌에 대한 인식과 일치하는 개념이다.

장상학에서는 사람의 정신활동과 감각기관의 기능은 모두 오장의 기능에 기초하여 인식한다. 뇌의 기능도 역시 오장에 귀속시켰다. 오장 중에서도 심을 가장 중요한 장(臟)으로 보아 "심은 오장의 군주이고 정신이 이곳에서 나온다."152)고 하였다. 또한 간은 소설(疏泄)을 주관하고 신은 정을 저장하며 정에서 수가 만들어지고 뇌는 수해(髓海)로 심·간·신 세 장과 밀접한 관계를 갖는다. 따라서 정지(情志)에 이상이 생기고 감각기관의 기능이 장애를 받는 뇌에서 일어나는 병리변화는 심·간·신 세 장을 중심으로 치료해야 한다.

2. 골(骨)과 수(髓)

골수의개괄	주요생리기능	골격의 지지,영양작용

골격은 인체를 지탱하고 내장을 보호하여 전신의 무게를 지탱하는 작용을 한다. 그래서 "뼈는 인체의 기둥과 같다."153)고 하였다.

149) 髓海有餘, 則輕勁多力, 自過其度, 髓海不足, 則腦轉耳鳴, 脛痠眩冒, 目無所見, 懈怠安臥.『靈樞·海論』
150) 上氣不足, 腦爲之不滿, 耳爲之苦鳴, 頭爲之苦傾, 目爲之弦.『靈樞·口問』
151) 人之記性, 皆在腦中.
152) 君主之官, 神明出焉.

침뜸의학은 골의 생장발육과 골질의 치밀함이 신정(腎精)의 성쇠와 밀접한 관계가 있다고 본다. 신은 정기(精氣)의 저장하고 정기는 수(髓)를 생성한다. 수는 골에서 충만해지고 골은 수(髓)의 영양에 의지한다. 따라서 신정이 충만하면 골수를 생성하는 원천이 생겨 골격이 수(髓)의 충분한 영양을 받으므로 정상적으로 생장하고 견고해진다. 만약 신의 정기가 부족하면 골수를 생성하는 원천이 부족해져 골격이 충분한 영양을 받지 못하므로 소아는 숫구멍[신문(顖門)]이 늦게 닫히거나, 골이 연약하고 무력해진다. 성인이나 노인의 허리나 무릎이 시큰거리고 힘이 없으며 무거운 것을 들지 못하는 증상들이 발생한다.

수(髓)는 골강(骨腔) 속의 기름과 같은 물질을 말하는데, 보통의 뼈 속에 있는 골수(骨髓), 척추관(脊椎管) 안에 들어 있는 척수(脊髓), 두개골(頭蓋骨)에 있는 뇌수(腦髓)로 구분한다. 수는 뼈 속에 자리 잡고 뼈를 보양(保養)한다.

척수와 뇌수는 위아래로 오르내리며 서로 통하므로 합해서 뇌척수라 부른다. 정(精)으로부터 생성된 수는 위로 올라가 뇌수(腦髓)를 충만하게 해 뇌의 생리기능을 정상으로 유지하게 한다. 골수는 피를 만드는 조혈(造血)기관이다. 정(精)과 수(髓)는 피를 생성하는 원천이므로 혈허(血虛)하면 신(腎)을 보(補)하여 정(精)을 충만시켜야 한다.

3. 맥(脈)

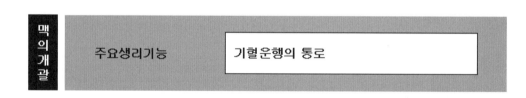

맥의개괄	주요생리기능	기혈운행의 통로

맥은 맥관(脈管)으로 심과 통하는 강관(腔管)이며 기혈(氣血)을 운행시키는 통로이다. 『내경』에서 "맥(脈)은 혈(血)의 부(府)이다."[154]라고 하였다. 또한 "영혈(營血)을 제한하여 외부로 넘치지 않게 하는 것을 맥이라 한다."[155]고 하여 맥의 개념을 간단명료하게 설명하였다. 맥은 기혈을 일정한 궤도와 방향으로 순행하게 한다. 혈맥 속을 순행하는 기혈의 양이 적어지면 영양이 부족해진다. 기혈의 순행 속도가 느려지면 어혈(瘀血)이 생기고

---

153) 『靈樞・經脈』
154) 『素問・脈要精微論』
155) 壅遏營氣, 令無所避, 是謂脈. 『靈樞・決氣』

지나치게 빠르면 혈액이 제멋대로 순행하여 출혈이 된다.

맥(脈)과 심(心)은 밀접한 관계가 있는데, 서로 연결되어 하나의 밀폐된 기혈운행 통로를 형성한다. 이를 『내경』에서는 "심은 맥과 배합된다."[156]고 하였다. 맥은 기혈의 통로로 장부(臟腑) 조직과 긴밀히 연결되어 있어 기혈과 장부 기능의 성쇠는 혈액을 맥 속으로 흐르게 하는 심장박동과 함께 형성된 맥에 반영된다.

4. 여자포(女子胞)

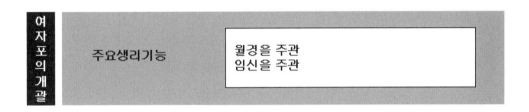

여자포는 "포궁(胞宮)"이라고도 하며 자궁을 말한다. 소복(小腹) 내에서 방광의 뒤, 직장의 앞에 위치하며, 배[리(梨)]를 거꾸로 세워 놓은 형태를 하고 있다. 이는 여성의 생식기관으로 주요기능은 월경과 태아의 잉태를 주관하는 것이다. 그 생리과정은 심(心)·간(肝)·비(脾)·신(腎) 및 충맥(衝脈)·임맥(任脈)과 밀접한 관련이 있다.

"천계(天癸)"와 신(腎)의 작용

여자의 생식기관은 신의 정기에 의존하여 발육한다. 신의 정기가 일정한 수준으로 충실해지면 "천계(天癸)"가 만들어져서 생식기관이 성숙하고, 월경이 시작되어 태아를 잉태하는데 필요한 조건을 갖추게 된다. 노년기에 이르면, 신의 정기가 쇠퇴함에 따라 "천계(天癸)"가 고갈되므로 월경이 멈추고 생식능력도 잇달아 소실된다. 여자는 일반적으로 2·7(14)세 전후에 도달하면 신기가 점점 충만해져서 자궁발육이 성숙되고, 천계의 작용하에 임맥이 통하고 충맥이 성해져서 혈해(血海)가 가득 차면 월경이 시작된다. 또한 7·7(49)세 전후가 되면 임맥과 충맥이 허약해져 천계가 고갈되고 월경이 멈추고 형체가 노쇠해지며 생식능력이 사라진다.

---

156) 心之合脈也. 『素問·五藏生成論』

충맥(衝脈)·임맥(任脈)의 작용

충맥·임맥은 모두 포중(胞中)에서 시작된다. 충맥은 족소음신경(足少陰腎經)을 따라 운행하고 양명경(陽明經)과 통하며, 12경맥의 기혈을 조절하므로 "12경맥의 해(海)", "혈해(血海)"라고 한다. 임맥은 소복부(少腹部)에서 족삼음경(足三陰經)과 회합하며, 전신의 모든 음경의 기혈을 조절하므로 "음맥(陰脈)의 해(海)"라 한다.

십이경맥의 기혈이 충만해야 충·임맥으로 흘러들어 가는데, 충·임맥을 통하여 포궁(胞宮)으로 들어가면 월경이 주기적으로 오게 된다. 유년시기에는 신의 정기가 미숙하여 자궁에 임맥과 충맥이 통하지 못하여 월경이 이루어지지 않아 생식능력도 없다. 청년기가 되면 신기가 왕성해져 "천계(天癸)"가 이르므로 충맥이 통하고 임맥이 왕성해져 월경이 주기적으로 온다. 노년기에 이르면 "천계(天癸)"가 쇠퇴하므로 충맥과 임맥의 기혈 역시 점차 쇠퇴하여 월경량이 감소하다가 폐경에 이르게 된다. 그러므로 어떠한 원인으로 충·임맥의 생리기능이 실조되면 월경불순·붕루(崩漏)·폐경 및 불임 등의 증상이 나타난다.

심·간·비와의 관계

월경(月經)의 주요성분은 혈이다. 심은 혈을 주관하고 간은 혈을 저장하며 소설(疏泄)을 주관한다. 비는 기혈을 화생(化生)하고 혈을 통섭(統攝)한다. 이와 같이 심·간·비는 혈액 생성과 운행을 조절하는 작용이 있으므로 월경의 시작은 이 세 장(臟)의 기능과 밀접한 관계가 있다. 만약 심·비가 허하면 기혈생화의 원천이 부족해져 월경량이 감소하고 주기가 앞당겨지거나 늦추어지고 심하면 폐경(閉經)에 이른다. 비가 혈을 통섭하지 못하면 혈액이 망행(妄行)하여 월경기간을 넘어 하혈이 지속되는 붕루(崩漏)가 발생한다. 감정이 상하여 간기가 울결되어 소설기능이 실조되어도 월경불순이 발생한다.

이러한 여러 원인들은 모두 불임·출산·월경·대하와 관련된 질환을 일으킬 수 있다.

위의 내용을 종합하면, 여자포(女子胞)의 주요 기능은 월경을 하고 태아를 잉태하는 것이다. 복잡한 생리과정인 월경의 정상여부는 전신 상황 및 정신상태와 관련이 있다. 장부·경락의 생리기능으로 말하면 주로 심·간·비·신 및 충맥·임맥과 밀접한 관계가 있다. 그 중에서도 신에 저장되는 정기의 성쇠 즉 "천계(天癸)"의 발생과 고갈, 충맥·임맥의 조절은 더욱 중요하다.

제5절 장부간의 상관관계

장부간의 관계는 장상학에서 인체의 정체설을 설명하는 중요한 모델이다. 오장(五臟)과 육부(六腑)는 각자 고유의 생리기능을 수행하지만 상호간에는 긴밀한 관계를 형성하여 상호 협조, 상호 제약을 통해 인체의 정상적인 생리기능을 유지한다. 이런 연관성은 한 장부의 병이 타 장부의 병변으로 이어지는 일련된 과정의 이론적 근거를 마련한다. 이를 『내경』에서는 "십이장부는 상호협조 함으로써 정상적인 생명활동을 영위한다."157)고 하였다.

장부간의 관계는 크게 오장간의 관계, 육부간의 관계, 장과 부와의 관계로 나누어 설명한다.

1. 장(臟)과 장(臟)의 관계

체내에서 장(臟)과 장(臟)의 관계는 매우 밀접하여 생리기능(生理機能)이나 병리변화에 관계없이 서로 영향을 주며 이들 사이에 관련되는 상황은 매우 복잡하다.

옛사람들은 오장의 생리관계에 대해 대개 이론적으로는 오행의 생극(生剋) 관계로써 설명하였고 병리상으로는 모자(母子)와 승모(乘侮)관계로써 설명하였다. 그러나 장상학설이 발전함에 따라 장부의 생리·병리현상에 대한 인식이 깊어져서 일찍이 오행의 생극승모(生克乘侮)의 범위를 초월하였다.

1) 심과 폐

심과 폐의 관계는 "심주혈(心主血)"과 "폐주기(肺主氣)"의 관계이다. 즉, 심이 혈의 운행을 주관하고 폐가 호흡을 주관하는 기능 사이의 관계이며 실제로는 혈의 순행과 호흡운동 사이의 관계이다. 심혈과 폐기는 상호 의존한다. 생리적으로 혈은 심기의 추동 운동을 기본동력으로 하여 맥을 따라 전신을 순행하는데 이는 폐의 기를 주관하고 호흡을 담

---

157) 凡此十二官者, 不得相失也. 『素問·靈蘭秘典論』

당하는 기능의 도움을 받아 완성된다. 폐가 기와 호흡을 주관하는 기능이 정상이어야 비로소 충분한 종기(宗氣)를 생산하여 심맥을 이끌어 기의 운동을 조절하여 심장박동의 율조와 심장 박동수를 정상으로 유지할 수 있다. 또한 기도 혈에 의존한다. 기는 혈의 운행에 의존해서 전신에 분포되므로 혈의 운행이 정상이면 기의 운행도 원활하며, 호흡도 순조롭고 고르다.

병리적으로 폐기가 허약하면 혈액의 운행이 느려져 가슴이 답답하고 호흡이 짧아지며 입술이 파래지고 혀가 자색을 띠는 등의 심혈어조증(心血瘀阻證)이 발생하고 심기가 부족하거나 심양이 부진하여도 폐의 선발·숙강기능에 영향을 미쳐 호흡이상을 야기하므로 해수(咳嗽)·천식(喘息)이 나고 숨이 차며 가슴이 답답한 등의 폐기상역(肺氣上逆) 증상이 나타난다. 온열병(溫熱病)의 발전 과정에서 온사(溫邪)를 상부로부터 받으면 먼저 폐에 침입하고 심포로 전화되는데, 이것은 사기(邪氣)가 폐위(肺衛)에서 심영(心營)으로 직접 들어오는 것으로 심과 폐가 병리적으로 상호 영향을 주고받는 관계임을 설명한다.

[그림2] 심과 폐의 관계

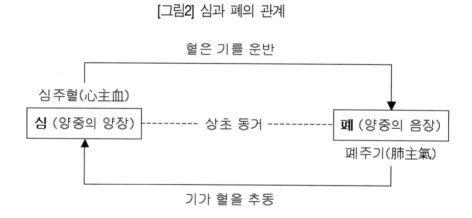

2) 심(心)과 비(脾)

심은 혈(血)을 주관하고 신(神)을 저장한다. 비는 혈을 통섭(統攝)하며 기혈생화의 근원이 된다. 심과 비의 관계는 주로 혈액의 생성과 운행 및 정지활동으로 표현된다.

생리적으로 심이 혈을 주관하는 기능은 심기와 혈액의 충만과 맥도의 순조로움을 전제조건으로 한다. 심이 신지(神志)를 주관하는 기능도 기혈을 물질기초로 삼는다. 따라서 비기가 정상적으로 운화되어 기혈의 생화가 그 근원이 되어야만, 신지활동에 필요한 물질기초도 넉넉하게 된다. 비기가 정상으로 운화하고 혈을 통섭하는 기능 역시 정상이면 혈은 맥을 따라 운행하면서 맥의 외부로 일탈하지 않으므로 심이 혈맥을 주관하는 작용이 정상적으로 이루어진다. 또한, 심이 혈과 신지를 주관하는 기능이 정상이어야 비(脾)도 비로소 기혈의 자윤(滋潤)을 받아 운화하는 기능이 왕성해진다.

병리적으로 비가 정상으로 운화하지 못하여 기혈의 화생이 부족하거나, 혈을 통섭하는 능력을 상실하여 혈의 손실이 과다해지면 심혈이 부족해진다. 한편, 지나치게 염려하고 근심하면 심혈이 손상될 뿐만 아니라, 비의 운화기능에도 영향을 미친다. 이와 같이 비가 정상적으로 운화하지 못하여 심혈이 손상되거나, 근심이 지나쳐서 비가 제대로 운화하지 못하면 결국, 심·비가 모두 허하게 되는데 이를 "심비양허증(心脾兩虛證)"이라 한다. 심계(心悸)·불면(不眠)·현훈(眩暈)·다몽(多夢)·복창(腹脹)·면색불화(面色不華)·식소(食少)·신체피로 등의 증상을 초래한다.

[그림3] 심과 비의 관계   [그림4] 심과 간의 관계

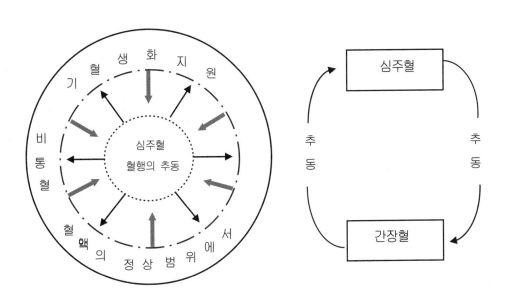

3) 심(心)과 간(肝)

심은 혈을 주관하며 간은 혈을 저장한다. 심은 신(神)을 저장하고 간은 혼(魂)을 저장한다. 따라서 심과 간의 관계는 주로 혈액과 정신의 두 가지 방면으로 표현된다.

혈액방면

심은 전신에 혈액을 운행시키는 중추기관이며 심기(心氣)는 혈액을 운행시키는 동력이다. 간은 혈액을 저장하고 혈량을 조절하는 기능을 가지고 있다. 심과 간은 서로 협조하여 생리적인 혈액순환을 완성시킨다.

병리적으로 심혈(心血)이 부족하면 간혈(肝血) 역시 부족해지며, 반대로 간혈이 부족하면 심혈 역시 부족해지는 등 양자는 상호인과 관계에 있다. 그러므로 혈허증(血虛證)은 일반적으로 심혈허와 간혈허를 가리키며, 심계(心悸)·불면(不眠)·면색불화(面色不華)·조갑불영(爪甲不榮)158)·월경량이 적어지고 색이 연해지는 등의 증상이 나타난다.

정신방면

사람의 정신활동은 주로 심이 주관하지만 간의 소설기능과도 밀접한 관계가 있다. 간의 소설기능이 정상적이며 기기(氣機)가 조화롭고 원활한 경우에는 기혈이 조화롭고 마음이 편해지는 등 정상적인 정신활동이 이루어진다. 간은 혼을 저장하는데, 혼은 사람의 정신·정지활동의 한 표현형식으로 꿈과 환상 등의 감각은 혼의 표현에 속한다. 그러므로 신과 혼은 나눌 수 없다. 장경악(張景岳)은 "신(神)은 심에 저장되어 있으므로 심이 안정되면 신(神)이 맑아진다. 혼(魂)도 신을 따라 움직이므로 신이 혼미해지면 혼도 흩어진다."159)고 하였다.

병리적으로 간혈이 부족하거나 심혈 혹은 심음이 부족한 환자는 항상 신지(神志)가 편안치 않다. 간기(肝氣)가 지나치게 상승하여 화가 상역하면 "심화상염(心火上炎)"하게 되며, 신경을 지나치게 써서 심화(心火)가 항진되면 간화(肝火)가 상승하여 "간화상염(肝火上炎)"하게 된다. 그러므로 심화와 간화가 왕성해지는 증상 역시 서로 영향을 미치거나 동시에 나타난다.

---

158) 손발톱이 윤택하지 않고 거친 것.
159) 神藏於心, 故心靜則神淸 : 魂隨乎神, 故神昏則魂蕩. 『類經·藏象類』

4) 심(心)과 신(腎)

심과 신의 생리상의 관계를 대표하여 "심신상교(心腎相交)", "수화상제(水火相濟)"라 한다. 이 이론은 심·신 양장(兩臟)간의 상호자생, 상호제약의 생리 특성을 개괄하고 있는 개념으로 음양(陰陽)·수화(水火)간의 점진적 발전을 통해 형성되었다. [그림5]

심은 양으로 위쪽에 위치하며 오행의 화에 속하고 신은 음으로 아래에 위치하고 오행의 수에 속한다. 심화는 반드시 신으로 하강하여 신양(腎陽)을 온후(溫煦)하여 신수가 한(寒)해지지 않도록 유지시키고 신수는 반드시 심으로 상승하여 신음(腎陰)을 자양해 심화가 항성(亢盛)하지 않도록 조절하는 작용을 한다. 심과 신 사이의 이러한 상호의존·상호제약의 관계를 "심신상교(心腎相交)"라 부른다.

정상의 생리 상황에서 심음, 심양, 신음, 신양간의 호근호용(互根互用)은 장부의 음양평형을 유지하게 하는 역할을 담당한다. 병리 변화에서도 심·신병변은 역시 상호 영향을 미친다. 심음이 부족하면 신음부족을 초래하고, 신음이 부족하면 심음부족을 초래한다. 심음이 부족해지면 심화가 편항(偏亢)하게 되고 신음이 부족하면 상화(相火)가 강성해져 심신의 음허화왕(陰虛火旺)을 초래하게 되어 심계(心悸), 실면(失眠), 다몽(多夢), 이명(耳鳴), 요슬산연(腰膝酸軟), 유정(遺精) 등의 "심신불교(心腎不交)" 증상이 나타나게 된다.

신양이 고갈되어 수액을 온후(溫煦)하지 못하면 양허(陽虛)로 수액이 범람하여 심을 침범하게 되어 추위를 타고, 안색이 창백하고, 심계(心悸), 수종 등의 증상이 나타나는데, 이를 "수기능심(水氣凌心)"이라 부른다. 또한, 심혈이 부족한 경우 혈이 신(神)을 보양하지 못하여 신정(腎精)이 고갈되니, 뇌수(腦髓)가 공허해져 건망증, 어지러움, 이명, 불면, 다몽 등의 심신정혈(心腎精血)의 부족으로 신(神)부족 증상이 나타난다.

[그림5] 심과 신의 관계

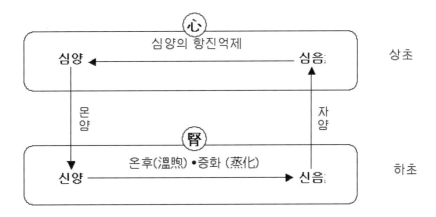

5) 폐(肺)와 비(脾)

폐는 기를 주관하며, 비는 기혈생화(氣血生化)의 근원이다. 폐는 수도(水道)의 소통과 조절을 주관하는 수(水)의 상원(上源)이고, 비는 수액의 운화를 주관하므로 폐와 비의 관계는 주로 기의 생성과 수액대사의 두 가지 측면으로 나타난다.

기의 생성

폐는 기와 호흡을 주관하여 자연계의 청기(淸氣)를 흡입하며, 비는 운화를 주관하여 수곡을 정미물질로 변화시킨다. 자연계의 청기를 흡입하는 폐와 수곡의 정기를 운화하는 비는 인체의 기를 생성하는 주된 장부이다. 그러므로 기의 생성과 폐와 비의 관계는 매우 밀접하다. 만약 폐기가 충만하면 비기도 왕성해져 인체의 기를 생화(生化)하는 근원이 생성된다. 반대로 폐기가 허약해져 정상적인 호흡기능이 실조되면 비기(脾氣)도 이에 따라 부족해져 운화기능이 실조됨으로 기를 생성하는 원천이 결핍된다. 병리적으로 비기가 허하면 항상 폐기허(肺氣虛)를 초래하며, 오랜 폐병으로 기가 과다하게 소모되어도 비에 영향을 미친다.

수액대사방면

폐는 선발(宣發)·숙강(肅降)을 주관하고 수도를 소통·조절하는 기능을 가지고 있는 수액대사의 중요한 장기이다. 비는 수습(水濕)을 운화하고 수액의 승강(昇降)을 주관하는 수송의 중심이다. 이처럼 비와 폐는 밀접하게 배합되어 수액대사의 전과정에 공동으로 참여한다. 병리적으로 비의 운화기능이 실조되어 수습을 운화하지 못하면 수습이 모여서 담음(痰飮)을 형성하며, 폐의 선발과 숙강기능에 영향을 미쳐 해천다담(咳喘多痰) 등의 증상이 나타나므로 "비는 담이 생기는 근원이며, 폐는 담을 저장하는 그릇이다."[160]라고 한다. 폐기가 허약해져 선발·숙강기능이 실조되어 수도를 조절하지 못하면 수습의 정체를 초래하고, 비의 운화기능에 영향을 미쳐 수종·권태·복창·설사 등의 증상이 나타난다. 이러한 병증에 대해 폐를 주로 치료하여 비의 기능을 회복하는 것이 중요하다.

---

160) 脾爲生痰之源, 肺爲貯痰之器.

[그림6] 폐와 비의 관계

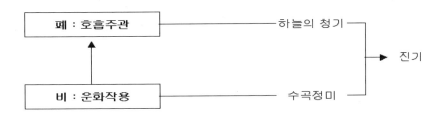

6) 폐(肺)와 간(肝)

폐와 간의 관계는 주로 기기(氣機)의 승강(昇降)방면으로 표현된다. 생리적으로 폐는 가장 높은 위치인 횡격막 위에 있으므로 그 기는 하강을 주관하고 간은 하부에 있고 소설(疏泄)을 주관하며 그 기의 상승을 주관한다. 양자는 서로 협조하여 상승·하강함으로써 전신의 기기(氣機)를 원활하게 소통시킨다.

병리적으로 간의 상승작용이 지나치거나 폐의 기가 충분히 하강하지 못하면 화기(火氣의 상역을 초래하여 기침, 인후 건조, 각혈(咯血) 등의 "간화범폐(肝火犯肺)"현상이 나타난다. 이를 오행관계로 말하면 "목화형금(木火刑金)"이라 한다. 이와 반대로 폐기가 부족하여 간을 제약하지 못하면 흉협창만(胸脇脹痛), 현훈, 두통 등의 간기역란(肝氣逆亂) 증상이 발생한다.

[그림7] 폐와 간의 관계

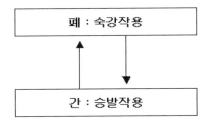

7) 폐(肺)와 신(腎)

폐와 신의 관계는 주로 호흡과 수액대사 두 방면으로 표현된다.

호흡방면

호흡은 폐가 주관하나, 신이 주관하는 납기작용의 협조를 얻어야만, 폐가 청기(淸氣)를 받아들여 신으로 보내 인체에 쓰이게 할 수 있다. 신기(腎氣)가 충만하면 흡입된 기는 폐의 숙강작용을 거쳐 신으로 납입(納入)된다. 그러므로 "폐(肺)는 기(氣)의 주인이요, 신(腎)은 기(氣)의 근원이다."161)라고 하였다.

병리적으로 폐기(肺氣)가 오랫동안 허하면 근본이 상하게 되므로 신이 납기하지 못하게 되며, 신의 정기가 부족하면 납기를 주관하지 못하므로, 기가 상초(上焦)에 범람하게 되어 폐의 기와 호흡을 주관하는 기능에 영향을 미친다. 이렇게 되면 폐와 신의 기가 허하게 되어 쉽게 호흡이 촉박해지고 호출이 많아지고 흡입이 적어지는 "신불납기(腎不納氣)" 병증을 초래한다.

수액대사방면

폐는 수도(水道)를 소통 · 조달하는 기능이 있으므로 『내경』에서 "수도를 조절하여 하부의 방광으로 흘러가게 하면 수의 정기(精氣)는 전신에 골고루 퍼져 오장의 경맥으로 흘러 들어간다."162)고 하였다. 그러므로 "폐는 수의 상원(上源)"이고, 신의 기화(氣化)기능은 수액을 주관한다.

병리적으로 폐가 선발 · 숙강하지 못하여 수도를 소통 · 조절하지 못하면, 신이 수를 주관하는 기능에 영향을 미쳐 소변이 적어지고 몸이 붓는 수종(水腫) 등의 증상이 나타난다. 신양이 허약해져서 증등기화(蒸騰氣化)의 기능이 약해짐으로 수기(水氣)가 안으로 정체되었다가 폐로 범람하면 폐가 숙강하지 못하여 기천(氣喘)과 수종(水腫)이 동시에 나타난다. 그러므로 『내경』에서 "수종의 본(本)은 신(腎)에 있고 표(標)는 폐(肺)에 있으므로 양장(兩臟)의 병은 모두 수종을 초래할 수 있다."163)고 하였다.

---

161) 肺爲氣之主, 腎爲氣之根.『類證治裁 · 喘證』
162) 通調水道, 下輸膀胱, 水精四布, 五經幷行.『素問 · 經脈別論』
163) 故其本在腎, 其末在肺, 皆積水也.『素問 · 水熱穴論』

이 밖에도 폐음과 신음은 "상호자생(相互資生)·상호의존"의 관계에 있다. 신음은 인체 음액의 근본이므로 신음이 부족하면 폐음 역시 손상되고, 이와 반대로 폐음허(肺陰虛) 증상이 오랫동안 지속되면 하부의 신음을 흡인(吸引)하므로 신음 역시 부족해진다. 그래서 임상에서 폐음허(肺陰虛)와 신음허(腎陰虛)가 동시에 나타나며, 관홍(顴紅)·도한(盜汗), 인후가 건조해지고 목이 잠기는 등의 증상이 발생한다.

[그림8] 폐·비·신과 수액대사

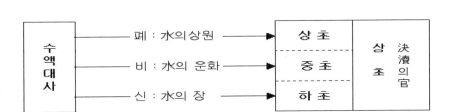

8) 간(肝)과 비(脾)

간은 소설(疏泄)을 주관하고 비는 운화(運化)를 주관하므로 간과 비의 관계는 주로 소화기능과 혈액운행과 관련하여 상호 연관성이 있다.

생리적으로 간의 소설기능이 정상적이면 비의 운화기능 역시 왕성해지고, 비의 운화 작용이 왕성해져 혈액을 생화(生化)하는 원천이 마련되면 간혈이 충만해져 정상적인 소설기능을 유지한다. 간이 혈을 저장하고 비가 혈을 통섭하는 기능은 출혈을 방지하는 작용을 한다.

병리적으로 다음과 같은 몇 가지 상황으로 요약할 수 있다.

첫째, 뜻을 이루지 못하여 간기(肝氣)가 울결되면 간의 소설기능이 실조되어 비의 운화 기능실조를 초래하므로 임상에서 우울해하거나 조급하여 화를 잘 내고, 양쪽 옆구리가 결리고 아프며, 식욕부진·복창(腹脹)·변이 묽어지는 변당(便溏) 등의 증상이 나타나는 데 이를 "간비불화(肝脾不和)" 또는 "간비부조(肝脾不調)"라고 한다.

둘째, 비의 운화기능 실조로 수습(水濕)이 내부에 정체하여 비양(脾陽)이 손상되거나 오랫동안 정체된 습사(濕邪)가 열로 변하여 간담(肝膽)을 훈증(薰蒸)하면 간의 소설기능이 실조되고 담즙이 혈중으로 넘쳐나므로 소화불량·식욕부진·흉협창통(胸脇脹痛)·구토, 심하면 황달 등의 증상이 나타난다.

셋째, 비가 허하여 혈액의 생성이 부족하면 간에 저장분이 없게 되므로 간의 혈이 허해져, 간이 혈을 저장하지 못하고 비가 혈을 통섭하지 못하여 혈이 맥의 외부로 일탈(逸脫)하므로 임상에서 월경과다·붕루(崩漏) 등의 출혈 증상이 나타난다.

[그림9] 비와 간의 관계

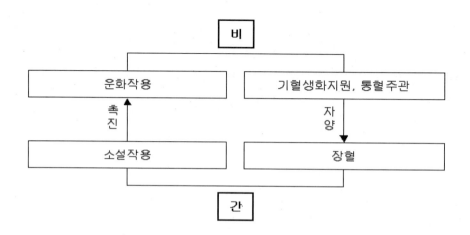

9) 간(肝)과 신(腎)

간은 혈을 저장하고 신은 정을 저장하며, 간은 소설을 주관하고 신은 폐장(閉藏)을 주관한다. 간과 신의 관계는 주로 정(精)과 혈(血)이 서로 자생(滋生)하고, 소설과 폐장이 서로 제약하며, 간신의 음양이 서로 통하는 과정에서 표현된다.

간장혈(肝藏血), 신장정(腎藏精)

간과 신의 주요표현은 혈과 정의 관계에 있다. 신정(腎精)은 기화(氣化)작용에 의해 혈을 화생(化生)하고 혈도 능히 전화(轉化)하여 정이 된다. 그러므로 신정이 충분하면 간혈이 왕성해지고 간혈이 왕성하면 신정도 충분해진다. 그래서 "정혈동원(精血同源)" 혹은 "간신동원(肝腎同源)"이라고 표현한다. 병리적으로 정과 혈은 서로 자생(滋生)·전화(轉化)하는 관계이므로 신정이 부족하면 간혈에 영향이 미치고, 간혈이 허해지면, 신정에 영

향이 미쳐 결국 간과 신의 정혈이 모두 부족해진다. 정혈이 부족하면 생식기능에 장애가
발생하고, 근골(筋骨)이 양육되지 못한다.

[그림10] 간신동원(肝腎同源)·정혈동원(精血同源)

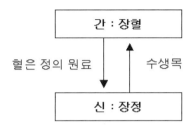

간주소설(肝主疏泄), 신주폐장(腎主閉藏)

간의 소설(疏泄)작용과 신의 장정(藏精)작용사이에는 상호제약·상반상성(相反相成)164)
관계가 존재한다. 이는 주로 여성의 주기적인 월경과 남성의 정상적인 정액 배설로 나타난
다.

병리적으로 간의 소설과 신의 폐장기능이 서로 제약하지 못하면, 여자의 월경주기가 고
르지 못하게 되거나 월경량이 많아지고 혹은 폐경이 되며, 남자는 유정(遺精)·활설(滑泄)
등의 증상이 나타난다.

간신(肝腎)의 음양

간과 신의 음이 간과 신의 양을 제약하면, 상화(相火)가 잠복한다. 병리적으로 신음(腎陰)
이 부족하여 간음을 자양하지 못하면 간음이 허해져서 양을 제약하지 못하므로 간양이 위
로 항진한다. 이를 "수불함목(水不涵木)"이라 하고, 머리가 어지럽고 눈이 침침하며 걸음이
불안정하고, 자주 열이 오르며 허리와 무릎이 시리는 증상이 나타난다. 간음이 부족하거나
간화가 간음을 작상(灼傷)하면 하부에 있는 신음을 끌어당김으로 음허하여 화(火)가 왕성해
지고, 상화(相火)가 망동하게 된다. 이런 경우 조급해지고, 쉽게 화를 내고, 화가 상승하여
얼굴이 붉어지며, 두 눈이 건조해지고 침침해지거나 허리와 무릎이 시리며, 성기능이 항진
된다.

---

164) 상반상성(相反相成) : 서로 반대되면서도 일정한 조건하에서 잘 어울리는 것을 말한다.

10) 비(脾)와 신(腎)

비는 수곡정미를 운화하여 "후천(後天)의 본(本)"이 되고, 신은 장정(藏精)하며 음양의 근원으로 "선천(先天)의 본(本)"이 된다. 비의 운화는 반드시 신양(腎陽)의 온후작용(溫煦作用)에 의존해야 건전한 신진대사를 유지 할 수 있고, 신의 정기는 비가 화생한 수곡정미의 부단한 보충을 받아야 비로소 충만해지고 성숙·배설할 수 있다.

한편 수액을 운화하는 비의 기능과 수를 주관하는 신의 기능은 짝이 되어 다른 장부의 기능과 협조함으로써 공동으로 수액대사의 평형을 유지한다.

병리적으로 신과 비는 서로 영향을 미치고 인과관계를 형성한다. 만약 신양(腎陽)이 부족하면 비양(脾陽)을 온후(溫煦)할 수 없고 비양이 허하면 신양에 파급되어, 최종적으로는 오경설사(五更泄瀉), 하리청곡(下利淸穀), 복부냉통 등의 비신양허(脾腎陽虛) 병증이 나타날 수 있다.

이외에 비는 수습을 운화하고 신은 수액을 기화하므로, 둘은 서로 배합되어 수액대사 중에 중요한 작용을 발휘하게 된다. 만약 비신양허하여 수액대사를 원활하게 하지 못하면 형한지랭(形寒肢冷), 소변불리, 수종 등이 나타날 수 있으며, 이를 "양허수범(陽虛水泛)"[165]이라 부른다.

[그림11] 비와 신의 관계

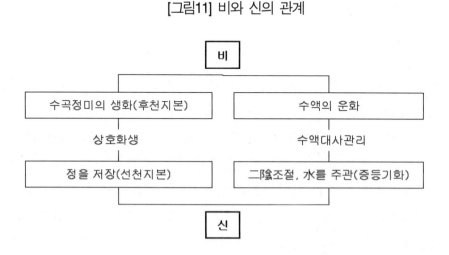

---

165) 비신양허(脾腎陽虛), 특히 신양허(腎陽虛)로 수액운행에 장애가 발생하여 장부와 몸통사이로 넘쳐 수종·담음을 형성하는 것을 말한다.

2. 부(腑)와 부(腑)의 관계

육부(六腑)의 작용은 각각 다르지만 음식물의 소화·흡수와 노폐물을 배설하는 기능을 공동으로 완수한다. 모두 수곡을 전화하고 진액을 나르는 기관이다. 그러므로 육부사이의 관계는 주로 음식물의 소화·흡수, 진액의 수포, 찌꺼기의 배설 등 일련의 과정 가운데 연결되고 조화된다.

음식물은 입을 통해 섭취되어 위로 운반되고, 위에서 초보적인 소화를 거쳐 소장으로 보내진다. 소장의 청탁을 분별하는 기능에 의해 맑은 것은 수곡정미(水穀精微)로 되어 흡수된 후, 비에 의해 운화되어 전신에 영양을 공급한다. 탁한 것은 조박(糟粕) 즉 음식물의 찌꺼기가 되어 대장으로 수송되며, 대장의 조화(燥化)[166]와 전송에 의해 항문을 통해 체외로 배설된다. 소장은 청탁을 분별하는 과정에서 수액을 흡수하며, 이 수액은 신의 기화작용을 거치고, 잉여분의 수액은 방광으로 수송되며, 다시 방광의 기화작용에 의해 체외로 배설된다.

음식물의 소화과정에서 담은 담즙을 분비하여 소장으로 보내 소화를 돕는다. 삼초(三焦)는 수액이 상승하고 하강하는 통로일 뿐만 아니라, 중요한 기화작용을 하여 "수곡을 전화하고 진액을 나르는" 과정을 돕는다. 삼초(三焦)의 기능은 실제로 소화·흡수·배포·배설 등 각 방면의 기능을 포괄한다.

육부는 병리상에서도 서로 영향을 준다. 예를 들면, 위(胃)에 실열(實熱)이 있어 진액이 마르면 대변이 말라 뭉쳐 대장(大腸)의 전도(傳導) 작용이 어려워진다. 장(腸)에 진액(津液)이 마르고 대변이 막히는 것도 위(胃)가 음식물을 장(腸)으로 내려보내는 기능에 영향을 주어 위기(胃氣)가 거슬러 올라가므로 생기는 것으로 오심(惡心)·구토(嘔吐) 등의 병증이 나타나게 된다. 담의 화(火)가 성해져서 위(胃)를 침범하면 위의 기가 순조롭게 하강하지 못하므로 쓴물을 토하고, 비위의 습열이 간담을 훈증(熏蒸)하면 담즙이 외부로 흘러나오므로 입이 쓰고, 황달 등의 증상이 나타난다. 소장에 열이 가득 차면, 방광이 소변을 저장하고 배설하는데 영향을 미쳐 소변이 짧고 진해진다.

육부의 병리변화는 대부분 전화(轉化)의 불통(不通)에 기인한 것으로, 부의 기를 소통시키면 육부의 기능을 정상으로 회복시킬 수 있다. 육부가 통하지 않으면 사기(邪氣)가

---

166) 찌꺼기에 남아 있는 수분을 흡수하는 과정

실함이 원인인지, 정기가 허하기 때문인지를 따져서 치료해야 한다. 예를 들어 위음(胃陰)의 부족으로 장액(腸液)이 소모되어 "불통(不通)"하면, 음을 자양(滋養)하고 장액을 증가시킴으로써 정상을 되찾아야 한다. 사법(瀉法)이든 보법(補法)이든 육부의 정상적인 생리기능을 회복시킴으로써 수곡이 정상적으로 전화되도록 하는 것을 목적으로 한다.

3. 장(臟)과 부(腑)의 관계

1) 간(肝)과 담(膽)

간과 담은 생리 · 병리적으로 매우 밀접한 관계에 있다. 간과 담은 서로 이어져 표리관계를 이루고 있고, 경맥이 서로를 연결되어 있다. 고로 간합담(肝合膽)이라 한다.

모려(謨慮)와 결단(決斷)의 상보상성(相補相成)

간의 모려와 담의 결단은 불가분의 상관관계가 있다. 담의 결단은 간의 모려가 전제되어야 결단에 그릇됨이 없고, 간의 모려는 반드시 담의 결단에 의하여 생각하여 결정을 내릴 수 있게 되는 것이다. 그러므로 간담의 기능이상은 모려와 결단에 영향을 미치는데 담이 허하면 생각은 꾀하나 결정을 못하여 우유부단하고, 간허하면 결정은 하나 생각을 못하여 독단적이 된다.

소설상관(疏泄相關)

간의 소설기능이 정상이어야 담은 적당한 양의 담즙을 저장하고 정상적으로 담즙을 분비할 수 있으며, 담즙의 분비가 순조로워야 간이 주관하는 소설기능에 도움을 줄 수 있다. 병리적으로 볼 때, 간의 소설기능이 실조되면 담즙의 분비에 영향을 미치며, 반대로 담이 담즙을 분비하는 기능에 장애가 발생하면 간의 소설기능에 영향을 주므로 황달(黃疸), 소화불량(消化不良) 등의 증상을 초래한다. 간과 담의 병은 항상 서로 영향을 주므로 마침내는 간과 담이 함께 병들게 된다. 예를 들어 간화(肝火)나 담화(膽火)가 왕성한 환자는 모두 가슴과 옆구리가 아프고, 입이 쓰고, 인통(咽痛)이 있으며, 마음이 조급해지고, 화를 잘 내는 등의 증상이 나타난다.

간과 담의 관계는 매우 밀접하므로 변증(辨證)하고 치료할 때 분명하게 구별한다는 것이 어렵지만, 결국은 간은 음(陰)의 장(臟)으로 이(裏)에 속하고, 담은 양(陽)의 부(腑)로 표(表)에 속하기 때문에 변증을 할 때는 대략 외감(外感)으로 생긴 병은 담에서, 내상(內傷)으로 생긴 병은 간에서 그 원인을 찾는다.

2) 심(心)과 소장(小腸)

심과 소장은 경맥(經脈)이 서로 얽힘으로써 표리관계를 구성하고 있다. 임상에서 나타나는 증상들은 심경(心經)의 실화(實火)가 소장으로 열을 옮기므로 소변량이 적고 진해지며 배뇨 시에 작열감(灼熱感)이 생기는 등 소장실열(小腸實熱)의 병증을 야기시킬 수 있다. 이와 반대로 소장에 열이 있어도 경맥(經脈)을 따라 심으로 열이 치솟으므로 가슴이 답답하고 초조하며, 혀가 붉어지고 입과 혀에 창양(瘡瘍)이 발생하는 등의 병증이 나타날 수 있다. 따라서 심이 열을 소장으로 옮긴 증후를 치료할 때는 청심(淸心)과 이뇨(利尿)를 고려하여야 비교적 좋은 효과를 얻을 수 있다.

3) 비(脾)와 위(胃)

비와 위는 동기(同氣)로 토(土)의 장기이며 소화계통의 중요장기이다. 경락 상 족태음비경과 족양명위경은 비와 위를 속락(屬絡)의 관계로 상호 연계하므로 비와 위는 표리관계를 형성한다. 그러므로 비와 위는 생리기능에 있어 상호촉진하고 상호 영향하는데 이를 "비합위(脾合胃)"라 한다.

비위는 음식의 대사과정에 있어서 수납과 운화, 승(昇)과 강(降), 조(燥)와 습(濕)의 세 방면으로 상호 협조하여 음식물을 소화흡수하고 기혈과 진액을 화생하여 전신을 영양한다. 그러므로 비위를 "후천지본(後天之本)"이라 한다.

수납(受納)과 운화(運化)

음식물 소화와 정미(精微) 흡수는 위의 수납과 비의 운화기능의 협조 하에서 완성된다. 위는 수곡을 수납하여 부숙하고 비는 수곡정미를 흡수하고 운송하여 전신을 영양한다. 이처럼 비와 위는 일운일납(一運一納)으로 음식물의 수납과 수곡정미의 운화에 있어서 상호 협조한다. 따라서 위가 수납작용을 실조하면 비가 정기를 운화할 수 없고 비가 운화 기능을 실조하면 위에 수곡이 정체되어 계속 수곡을 받아들일 수 없게 된다.

승강상인(昇降相因)

비위는 승강이 상호 의존하여 정상적인 소화기능을 유지한다. 즉 비기는 승(昇)을 주관 하여 수곡정미를 폐로 보내어 전신으로 산포하고, 위기는 강(降)을 주관하여 위에서 소화 된 음식물을 소장으로 보내어 비별청탁하여 이로부터 걸러진 조박을 대장을 통하여 배출 시킨다. 승강의 상인(相因)으로 비기가 승청(昇淸)하지 못하면 위기는 강탁(降濁)하지 못 하고 반대로 위기가 하강하지 못하면 비기 또한 상승하지 못한다. 만약 청기가 상승하지 못하면 청탁이 섞여 대장으로 주입되어 설사가 나타나며 탁기가 하강하지 못하면 상역하 여 오심(惡心), 구토, 식욕부진 등이 나타난다. 그러므로 "청기가 아래에 있으면 소화가 덜 된 설사를 하고 탁기가 위에 있으면 위완이 창만하게 된다."[167]고 한 것이다.

또 비위기의 승강작용은 장부의 기기에 영향을 미쳐 심폐(心肺)의 양기는 하강하게 하 고 간신(肝腎)의 음기는 상승하게 하여 대립통일의 상태를 유지한다.

조습상제(燥濕相濟)

비는 태음습토(太陰濕土)로써 생리적으로 지나치게 습(濕)하기 쉬우니 희조오습(喜燥 惡濕)하고, 위는 양명조토(陽明燥土)로써 지나치게 조(燥)하기 쉬우니 희윤오조(喜潤惡燥) 하므로 비위의 조습(燥濕)이 조절되어 음식물의 소화와 흡수가 가능해진다. 만약 습사(濕 邪)가 비를 침범하거나 비기가 허하여 수습을 운화하지 못하면 비의 운화기능이 실조되 고 조열(燥熱)은 위의 진액을 손상시키므로 수곡의 수납에 영향을 준다. 그러므로 위토는 진액이 충족하여야만 비로소 수곡을 수납하고 소화된 음식물을 소장으로 내려보내고 비 토는 양이 충족하여야만 수습을 운화하여 습사(濕邪)가 비를 힘들게 하지 못하게 한다.

---

167) 淸氣在下 則生殮泄 濁氣在上 則生䐜脹. 『素問·陰陽應象大論』

4) 폐(肺)와 대장(大腸)

전도(傳導)

대장(大腸)과 폐(肺)는 경락의 연계(聯係)를 통하여 표리관계에 있다. 생리상으로 폐기(肺氣)의 숙강(肅降)작용에 의하여 대장(大腸)의 기(氣)가 따라서 하강하여 음식물의 찌꺼기를 아래로 내려가게 하는 작용을 발휘한다. 마찬가지로, 대장(大腸)이 아래로 이끌어 내려가게 하는 작용이 원활하여야 폐기(肺氣)의 하강작용도 순조롭게 된다.

병리상으로도 서로 영향을 준다. 폐기(肺氣)가 허약하거나 부족한 사람은 정상적인 숙강(肅降)작용을 할 수 없으므로 변비가 되어 대변이 나가지 않고, 이와 반대로 만약 대장(大腸)의 기(氣)가 머물러 막히거나 정체(停滯)되어 울열(鬱熱)이 됨으로써 폐기(肺氣)가 위로 역행하면 흉민(胸悶)·천만(喘滿) 등의 증상이 나타난다. 치료에 있어서 폐기(肺氣)의 허약으로 야기된 변비는 기를 보하는 방법을 쓸 수 있고, 폐(肺)에 실열(實熱)이 있으면 대변을 쏟아 내는 방법을 채택하여 폐열(肺熱)을 대장(大腸)으로 쏟아내고, 만약 대장(大腸)의 기(氣)가 폐(肺)를 막으면 폐기(肺氣)를 열어 주어 대변을 나가게 한다.

호흡

폐는 호흡을 주관하므로 대장의 전도기능이 원활하면 폐기가 청숙하강(淸肅下降)하게 되어 호흡이 고르게 된다. 임상에서 대장운동이 저체(沮滯)되었을 경우 호흡이 촉박해지고 심하면, 말할 기운도 없을 정도의 급성 증상이 나타나게 되는데 이는 폐와 대장의 상호관계를 설명한다.

5) 신(腎)과 방광(膀胱)

신(腎)과 방광(膀胱)의 경락(經絡)은 서로 얽혀서 표리(表裏)가 되므로 신기(腎氣)는 요액(尿液)을 가두어 두는 작용과 방광(膀胱)이 개합(開闔)하는 작용을 담당한다. 신기(腎氣)가 부족하여 기화(氣化)작용이 원활하지 않으면 요액(尿液)을 가두어 두는 힘이 없어지고 방광(膀胱)이 개합기능을 상실하여 소변이 잘 나가지 않거나 실금(失禁)·유뇨(遺尿)·빈뇨(頻尿) 등의 병증이 나타난다. 그러므로 요액(尿液)의 생성과 배설은 반드시 방광(膀胱)의 기화작용(氣化作用)에 의지해야 하고, 방광(膀胱)의 기화작용(氣化作用)은 또한 신(腎)신(腎)의 작용에 영향을 받는다.

4. 장부(臟腑)와 체표조직기관(體表組織器官)과의 관계

장부(臟腑)와 체표조직기관(體表組織器官)의 관계 또한 매우 밀접하다. 장부(臟腑)의 기능이 균형을 잃으면 경락(經絡)을 통하여 체표에 반영된다. 체표조직기관(體表組織器官)에 질병이 발생하면 경락(經絡)을 거쳐서 소속된 장부(臟腑)에도 영향을 준다. 예를 들면 간(肝)은 근육(筋肉)을 주관하며, 그 기능의 상태는 손·발톱에 있으며, 눈으로 공규(孔竅)가 열리기 때문에 간혈(肝血)이 부족하면 수족진전(手足振顫)이나 지체마목(肢體麻木)이 일어나는데, 심하면 사지를 굴신(屈伸)할 수 없고, 손톱이 얇아지고 연약해진다. 또한 심하면 손톱이 뒤집어지거나 부스러지고, 눈이 건조하며, 물체가 흐리게 보이는 등의 증상이 나타난다. 또 폐(肺)는 피모(皮毛)를 주재하니, 만약 외부의 사기(邪氣)가 들어오면 피모(皮毛)를 경유하여 폐기(肺氣)를 침범하기 때문에 해수(咳嗽) 등을 유발시킨다. 이러한 모든 것들은 장부(臟腑)와 체표기관(體表器官)과의 관계를 구체적으로 나타낸 것이다.

이상을 종합하면 장(臟)과 부(腑)의 생리기능은 다르지만 서로 관련이 있고 서로 의존하면서 유기적인 통일체를 구성하여 인체의 정상적인 생리기능을 유지하며 병리적으로도 서로 영향을 준다. 그렇기 때문에 장부사이의 상관적인 이론을 배우고 이해하는 것은 진단과 치료에 있어 매우 중요한 의의가 있다.

【복습문제】
  1) 각 장부의 주요 생리기능을 설명하시오
  2) 장부간의 (장과 장, 장과 부, 부와 부)의 생리적 협력관계에 대하여 설명하시오
  3) 각 장부의 조직기관(오체, 관규)의 관계에 대하여 설명하시오

제4장
형체(形體)·관규(官竅)

"형체(形體)"란 "오체(五體)"라고 하는 피(皮)·육(肉)·근(筋)·골(骨)·맥(脈)을 뜻하며, "관규(官竅)"란 이(耳)·목(目)·구(口)·설(舌)·비(鼻)·인후(咽喉)·전음(前陰)·후음(後陰)을 말한다. 장상학은 형체와 관규를 오장을 중심으로 하는 장상체계에 넣어 인체의 장부와 생리·병리적으로 밀접하게 연결지어 파악한다. 장부는 "이(裏)"이고 형체 관규는 "표(表)"이고 "내부에서 일어나는 변동은 반드시 외부로 나타나는"[168] 까닭에 형체·관규의 생리기능을 연구함으로써 장부생리활동의 규율을 잘 알 수 있다.

제1절 형체(形體)

1. 형체의 개념

형체의 개념은 광의(廣義)와 협의(狹義)로 나뉜다. "광의의 형체"는 일정한 형태를 갖춘 조직과 기관을 가리키는 것으로 머리와 사지몸통·오장육부·근골기육(筋骨肌肉) 등 형질(形質)이 있는 조직을 포괄한다. "협의의 형체"는 특정한 의미를 지닌 "오체(五體)"로써 즉, 피(皮)·육(肉)·근(筋)·골(骨)·맥(脈) 등 인체의 형체를 구성하는 중요조직이다. 장상학에서의 "오체(五體)"는 오장기능계통의 일부로써 오장과 특수한 연관관계를 맺고 있어 인체생리활동에 중요한 의미를 갖는다. 송(宋), 진언(陳言)은 "무릇 사람의 피모, 혈맥, 근막, 기육, 골수로 형체를 만들고 안에는 심, 비, 폐, 신이 있어 이를 주관한다."[169]라고 했다. 여기에서 논하고자 하는 "형체(形體)"는 "오체(五體)"를 말하는 것이다.

"오체(五體)"중의 "피(皮)"는 체표를 덮고 있는 피부이며, "육(肉)"은 현대의 근육조직 및 피하지방조직을 포괄하는 전신의 근육이다. "근(筋)"은 "근막(筋膜)"이라고도 하며 주로 현대의 건·인대 등이다. "골(骨)"은 전신의 골격이다. "맥(脈)"은 여러 의미로 다양하게 쓰이나 "오체"중의 맥은 혈액과 영기(營氣)가 흐르는 통로인 혈맥으로 "경맥(經脈)"이라고도 한다.

장상학의 특징은 "상(象)"으로써 인체생리활동의 규율을 파악하고자 한 것이 특징이다.

---

168) 有諸內必形諸于外.
169) 夫人身之皮毛, 血脈, 筋膜, 肌肉, 骨髓以成形, 內則有肝, 心, 脾, 腎以主之.

따라서 역대 의학자료 중의 오체의 형태구조에 대한 기술은 비교적 간단하며, 생리 기능적 활동 및 장부・경락과의 관계에 치중하여 "오체(五體)"를 이해하였다.

2. 형체의 기능 및 장부・경락과의 관계

형체는 장부의 바깥 둘레이며, 내장을 보호하는 작용을 한다. 『내경』에서 "형체・사지・관절은 오장육부를 덮고 있다."[170]라고 하였다. 형체는 생리 기능적으로 장부・경락과 밀접하게 관련된다. 청(淸)의 진몽뢰(陳夢雷)는 "골(骨)에는 골기(骨氣)가 있고 맥(脈)에는 맥기(脈氣)가 있고, 근(筋)에는 근기(筋氣)가 있고, 기(肌)에는 기기(肌氣)가 있고, 피(皮)에는 피기(皮氣)가 있어 이 모두 오장의 기가 되기도 하고, 밖으로 합쳐지면 몸체를 이룬다."[171]라고 하였다.

다음은 오체(五體)에 대하여 설명하고자 한다.

1) 피(皮)

인체의 표면을 덮고 있는 피부는 솜털과 땀구멍을 갖고 있다. 땀구멍은 "현부(玄府)"・"기문(氣門)"이라고도 하며 진액이 배어 나오는 문이다. 주리(腠理)의 개념에 대한 인식은 아직까지 일치하지 않으나 임상에서 습관적으로 땀구멍으로 본다. 예를 들면, 주리(腠理)가 성기다든지 막혔다는 것은 사실상 땀구멍의 개폐(開閉)기능을 가리킨 말이다. 고서(古書)에서는 "피부를 또한 주리(腠理)라고 한다. 진액이 배어나오는 곳을 주(腠)라 하고 문리(紋理)가 종횡으로 만나는 것을 리(理)라 한다. 주리(腠理)를 원부(元府)라고도 하는데 원부(元府)란 땀구멍이다. 땀은 땀구멍으로 나온다."[172]고 하였으며, 또 다른 책에서는 "주(腠)는 삼초(三焦)가 원기(元氣)・진기(眞氣)를 지나가고 만나는 곳이며, 혈기(血氣)가 흘러들어가는 곳이고, 리(理)는 피부와 장부의 무늬이다."[173]라고 하였다. 내용을 종합하

---

170) 身形之支節者, 藏府之蓋也. 『靈樞・師傳』
171) 骨有骨氣, 脈有脈氣, 筋有筋氣, 肌有肌氣, 皮有皮氣, 皆五臟之氣, 而外合于形身.
172) 皮膚亦名腠理. 津液滲泄之所曰腠, 文理縱會之中曰理. 腠理曰元府, 元府者汗孔也, 汗液色元從空而出也. 『醫鈔類編・肢體問』

면 주리(腠理)는 전신의 기혈영위(氣血營衛)가 관통하고 모이는 부위로 기혈진액이 유주하는 통로이다.

(1) 피(皮)의 생리기능

외사(外邪)의 침입을 막는다.

피(皮)는 전신의 체표를 말하며 인체의 가장 중요한 보호기관이며 외사의 침입을 방어하는 장막이다. 장은암(張隱庵)은 "피부와 주리(腠理)는 오장(五臟)의 진기(眞氣)·원기(元氣)가 모이는 곳이므로 피부가 얇고 약하면 오장의 진기가 허한 것이다. 오장의 기가 허하면 사계절의 허풍(虛風)174)을 이길 수 없다."175)고 하였다. 인체의 병에 대한 저항력은 장부(臟腑)·경락(經絡)·기혈(氣血)의 생리기능의 종합으로 이루어지는데, 피부의 방어기능은 상술한 생리기능의 집중적인 반영으로 볼 수 있다. 외사가 침범하면 가장 먼저 피부와 접촉한다. 그러므로 피부의 조직이 치밀하면 어떤 외사(外邪)라도 차단할 수 있다. 반대로 피부가 이완하면 병사(病邪)는 그 허한 틈을 타서 침입하는 것이다.

수액대사를 조절한다.

인체의 수액대사는 폐(肺)·비(脾)·신(腎)과 관계되는 외에 피부의 개합기능(開合機能)과 긴밀하게 연관된다. 피부의 개합기능은 땀의 분비를 조절하는 기능이다. 피부(皮部)의 주리(腠理)가 이완되면 땀이 많이 흐르고, 치밀하면 땀이 적게 흐른다. 주리(腠理)의 개합조절(開合調節)은 체내에 일정량의 체내 진액을 유지시키는 중요한 기능 중 하나이다. 피부의 이러한 기능은 계절과 기후의 변화에 적응하여 "추우면 급히 주리를 닫고 더우면 이완되어 주리를 연다."176) 병리상황 하에서 피부의 주리가 무절제하게 이완되면, 땀이 많이 분비되어 음진(陰津)이 손상되며 심하면 음(陰)이 고갈되고 더 심해지면 망음(亡陰)이 된다. 또한 위양(衛陽)이 막히면 소설(疏泄)기능이 상실되어 땀을 분비하지 못하므로, 수종(水腫)과 담

---

173) 腠者, 是三焦通會元眞之處, 爲血氣所注 ; 理者, 是皮膚臟腑之文理也. 『金匱要略·臟腑經絡先後病脈證篇』

174) 모든 인체를 상할 수 있는 사계절의 부정한 기로써 풍(風)·한(寒)·서(暑)·습(濕)·조(燥)·화(火)를 포함한 육음사(六淫邪)를 말한다. 『靈樞·刺節眞邪』편에서는 "邪氣者, 虛風也."라고 하였다.

175) 皮膚腠理之間, 五臟元眞所通會, 是以薄皮弱肉, 則臟眞之氣虛矣, 五臟之氣虛, 則不能勝四時之虛風.

176) 寒則皮膚急而腠理閉, 暑則皮膚緩而腠理開. 『靈樞·歲露』

음(痰飮) 등의 증상이 나타난다.

체온을 조절한다.

인체의 체온은 양기(陽氣)의 작용에 의존한다. 또한 체온조절은 개합과 위기(衛氣)의 작용에 의존하며, 특히 땀의 분비와 체온의 조절은 직접적인 관계가 있다. 외사(外邪)가 침입하면 체표의 위기(衛氣)가 막히어 땀구멍이 통하지 않으므로 체온조절 기능을 상실하게 된다. 이럴 때는 반드시 기(氣)가 울결하여 열을 발생하므로 주리(腠理)를 소설(疏泄)하고 땀을 내어 체표를 열어주는 치료한다.

호흡을 조절한다.

폐는 피모(皮毛)와 합하고 호흡을 관장하며, 피모(皮毛)의 개합작용은 폐의 호흡조절을 돕는다. 『내경』에서 땀구멍을 "기문(氣門)"[177]이라 한 것은 땀구멍이 폐기를 선발(宣發) · 산포(散布)하는 작용을 하기 때문이다. 그러므로 폐기(肺氣)가 허하면 호흡이 짧아지고 땀이 흐르는 증상인 자한(自汗)을 임상에서 자주 볼 수 있다.

(2) 피(皮)와 장부(臟腑) · 경락(經絡)과의 관계

피(皮)와 폐(肺)

폐가 피모(皮毛)를 주관하므로 피모의 영양은 폐기의 선발작용에 의존한다. 『내경』에서 "위(胃)로 들어간 음식물에서 흡수된 정미(精微)는 심장을 통해 맥(脈)으로 간다. 백맥(百脈)의 정기는 경(經)으로 흘러들어가고 경기(經氣)는 폐에 모인 다음 폐의 선발작용에 의해 피모로 수송된다."[178]고 하였다. 폐(肺)의 생리기능이 정상이면 기와 진액을 피모(皮毛)로 수송하므로 솜털은 광택이 나고 피부는 윤택해진다. 반대로 폐기(肺氣)가 허(虛)하면 피모(皮毛)로 정(精)을 수송하지 못하므로 피모(皮毛)가 초췌하고 메말라 간다. 한편 주리의 개폐를 주관하는 위기(衛氣)는 폐기(肺氣)의 선발에 의해서 피모에 분포된다. 임상에서 폐기(肺氣)가 허약한 경우 현부(玄府)의 개합(開合)을 주관하지 못하여 표(表)가 허하고 견고하

---

177) 『素問 · 生氣通天論』
178) 飮食入胃, 濁氣歸心, 淫精于脈, 脈氣流經, 經氣歸于肺, 肺朝百脈, 輸精于皮毛. 『素問 · 經脈別論』

지 못하게 되면, 계속 식은땀이 흐르거나 쉽게 외사(外邪)의 침입을 받는다. 고서(古書)에서는 "폐는 기를 주관하며 밖으로 피모(皮毛)를 관리하므로 폐(肺)가 허(虛)하면 창백하고 땀을 많이 흘리며, 움직이면 숨이 찬다."[179]고 하였다. 폐기가 막히면 피모를 개합(開合)하지 못하므로 물이 피부에 고여 "피수(皮水)"가 형성된다. 치료 시, 폐기를 선발시켜 피모를 소통시키면, 체표가 열려 땀을 내보냄으로써 물이 제거되므로 좋은 효과를 볼 수 있다.

피(皮)와 위기(衛氣)

위기는 피부와 주리에 분포하며 피부를 따뜻하게 하고 영양을 공급하는 작용을 한다. 『내경』에서 "위기(衛氣)는 근육을 따뜻하게 하여 피부를 충실하게 하고, 주리를 비옥하게 하며 열고 닫음을 주관한다.", "위기가 조화로우면 근육이 풀리고 잘 소통되며 피부가 부드러워지고 주리가 치밀해진다."[180]라고 하였다. 그러므로 피모(皮毛)의 생리기능은 위기(衛氣)의 작용과 분리될 수 없다.

피(皮)와 경락(經絡)

『내경』에서 "피(皮)는 맥의 일부분이다."[181]라고 하였다. 십이정경(十二正經)은 체표에서 일정한 분포, 자양, 관할하는 범위를 갖고 있으며 이는 각각의 경맥 자체와 체표면에서 순환하는 부위와 일치한다. 이러한 피부의 분포를 "십이피부(十二皮部)"라 한다. 즉, 피부는 십이경맥과 그 속하는 낙맥의 체표면 상의 부위이고 십이경락의 기가 분포하는 구역이다. 경락(經絡)은 피부와 장부(臟腑)의 기혈(氣血)을 연결하는 통로이므로, 서로 다른 부위의 피부색과 윤택 및 형태의 변화를 관찰함으로써 상응(相應)하는 장부(臟腑)와 경락(經絡)의 병변을 알 수 있다.

---

179) 故肺主氣, 外司皮毛, 肺虛則色白而多汗, 行動多喘. 『醫學準繩六要』
180) 衛氣者, 所以溫分肉, 充皮膚, 肥腠理, 司開合者也., 衛氣和, 則分肉解利, 皮膚調柔, 腠理致密矣. 『靈樞 · 本藏』
181) 皮者, 脈之部也. 『素問 · 皮部論』

2) 육(肉)

"육(肉)"은 근육을 말하며 이른바 근육조직·지방 및 피하조직을 가리킨다. 근육은 피하에 있고, 골격관절에 부착되어 있다. 근육에는 무늬가 있으며, 근육과 근육이 연결하는 움푹 들어 간 부위를 "계곡(溪谷)"이라 한다. 그 중 비교적 큰 고랑을 "곡(谷)"이라 하고 비교적 작은 고랑을 "계(溪)"라 한다. 계곡(溪谷)은 대부분 경락의 혈위(穴位)가 소재하는 곳으로 기·혈·진액이 모이는 곳이며, 영기(營氣)·위기(衛氣)가 집중적으로 모이는 부위이다. 그러므로 『내경』에서는 "육이 많이 모인 곳은 곡이고 육이 적게 모인 곳은 계이다. 육의 사이에 계곡이 모이는 곳에 위기영혈이 행하니 이곳에 대기가 모인다."라고 하였다.[182]

(1) 육(肉)의 생리기능

내장(內臟)을 보호한다.

근육은 대부분 내장(內臟) 및 근골(筋骨)의 외부를 둘러싸서 내장을 보호하는 작용을 한다. 『내경』에서 "근육은 우리 몸을 둘러 싼 담장과 같다."[183]라고 생동감 있는 비유로써 근육의 보호작용을 설명하였다. 흉부와 복부는 인체의 내장이 있는 곳으로, 흉복부의 근육은 내장을 보호하는 병풍의 역할을 하여 상해를 입지 않도록 한다.

외사(外邪)를 막는다.

근육은 외사 방어기능을 가지고 있다. 『내경』에서 "피부의 무늬가 성글고 근육이 견고하지 않으면, 비병(痺病)에 잘 걸린다."[184]고 하였고 『중장경(中藏經)』에서는 "비(脾)는 근육의 근본으로 비기(脾氣)가 소실되면 근육은 자양(滋養)을 얻지 못하고 피부는 광택이 없어지고 무늬가 성글게 되므로 풍(風)·한(寒)·서(暑)·습(濕)의 사기가 쉽게 침입한다. 따라서 빨리 치료하지 않으면 근육에 마비와 통증이 오는 비증(痺症)이 발생한다."[185]고 하였다.

---

182) 肉之大會爲谷, 肉之小會爲谿. 肉分之間, 谿谷之會, 以行營衛, 以會大氣. 『素問·氣穴論』
183) 肉爲墻. 『靈樞·經脈』
184) 粗理而肉不堅者, 善病痺. 『靈樞·五變』
185) 脾者肉之本, 脾氣已失, 則肉不榮, 肌膚不澤, 則文理疏, 凡風寒暑濕之邪易爲入, 故不早治則爲肉痺.

운동을 돕는다.

인체의 운동기능은 골 관절 이외에도 근육의 생리기능과 밀접한 연관이 있다. 인체의 생장 발육과정에서 점차 혈기가 왕성해지고 근육이 장성(壯盛)해지면 운동능력이 증가한다. 임상에서 비기(脾氣)의 열로 근육이 자양을 얻지 못하거나 습사(濕邪)로 근육에 손상을 입으면 "육위(肉痿)"가 유발되어 근육과 근골관절이 위축되므로 마음대로 활동할 수 없게 된다. 그러므로 『내경』에서 "비장에 병이 있으면 몸이 무겁고 쉽게 허기지며, 근육이 무력해져 다리를 움직이지 못하고, 걸으면 쉽게 경련이 일어나며 장딴지에 통증이 생긴다."186)고 하였다.

(2) 육(肉)과 장부·경락의 관계

육(肉)과 비위(脾胃)

비위(脾胃)는 "창름(倉廩)의 관(官)"으로 수곡정미(水穀精微)의 생화(生化)를 주관한다. 인체의 근육이 이 수곡정미에 의존해서 양생(養生)하므로 비위(脾胃)의 기(氣)가 허쇠(虛衰)하면 근육은 자양(滋養)을 상실한다. 이와 같은 상태가 지속되면 근육이 허약해지고, 골절운동이 순조롭지 못한 위벽증(痿躄症)이 발생한다. 그러므로 위증(痿証)을 치료하는 데 비위를 조절하는 방법이 효과가 있고 실제로 증명되는 바이다. 내경에서는 인체근육의 건강 정도로써 수명의 장단을 판단하였다. 즉, 근육이 견실하면 장수하고, 근육이 허약하면 요절한다고 하였다. 근육의 발달여부는 비(脾)·위기(胃氣)의 성쇠를 직접 나타나고, "후천지본(後天之本)"의 충실여부는 수명과 관계가 있다. 임상에서 간혹 질병에 따라 후기에 "대육함하(大肉陷下)"187) 혹은 "파군탈육(破䐃脱肉)"188) 증상이 나타나는데 근육이 크게 줄어들어 뼈만 나타나는 경우는 예후가 좋지 않다.

---

186) 脾病者, 身重, 善肌, 肉痿, 足不收, 行善瘈, 脚下通.『素問·臟氣法時論』
187) 비기(脾氣)쇠약으로 어깨·팔·엉덩이·넓적다리·장딴지 등의 부위에 근골이 드러나고, 기육이 몹시 야위는 증상이 발생하는 것을 가리킨다. 이 병증은 만성소모성질병의 후기에서 볼 수 있다.
188) 기육이 몹시 마른 것으로, 비기가 쇠약해진 징후이다. 오랜 질병을 앓은 환자에게서 나타난다.

육(肉)과 위기(衛氣)

위기(衛氣)는 피부와 근육사이를 운행하면서 "온분육(溫分肉)", "비주리(肥腠理)"작용을 한다. 위기(衛氣)가 조화로우면, 근육사이를 원활하게 운행하고, 위기(衛氣)가 순조롭게 운행하지 못하면, 근육과 피부가 마비된다. 근육에는 주름이 성근 경우와 치밀한 경우가 있는데, 성글면 위기(衛氣)가 쉽게 외부로 새어나가 근육을 온후(溫煦)하지 못하므로 수족(手足)이 항시 차고, 반대로 치밀하면 위기(衛氣)가 저장되어 근육을 온양(溫養)하므로 수족(手足)이 항시 따뜻하다. 이를 두고 『내경』에서 "근육이 물컹하고 피부의 무늬가 거칠고 성글면 몸이 냉하고, 무늬가 세밀하고 치밀하면 열이 난다."[189]고 하였다.

3) 근(筋)

근은 "근맥(筋脈)"이라고도 하는데 『내경』에서 "근막(筋膜)"이라 하였다. 현대의 의학의 건·인대에 속한다. 골에 부착되어 있으며 관절에 모인다. 『내경』에서 슬(膝)은 "근(筋)의 부(府)"[190]이며, "전음(前陰)은 종근(宗筋)이 모이는 곳이다."[191]이라고 하였다. 또한, 전신의 근은 십이정경(十二正經)의 순행부위에 따라 수족삼음삼양(手足三陰三陽)으로 나누어 "십이경근(十二經筋)"이라 한다.

(1) 근(筋)의 생리기능

골관절을 약속(約束)한다.

근맥은 골격·관절에 부착하므로 골과 관절을 약속(約束)하는 작용을 하여 관절의 안정된 형태를 유지시킬 수 있다. 근맥의 구급(拘急) 혹은 이완(弛緩)은 골관절의 기능적 활동에 영향을 미친다. 『내경』에서 "근육이 위축되면 오랫동안 서 있을 수 없다."[192]고 하고,

---

189) 肉淖而粗理者身寒, 細理者身熱. 『靈樞·衛氣失常』
190) 膝爲筋之府. 『素問·脈要精微論』
191) 『내경』에서 말하는 종근(宗筋)은 두 가지가 있다. ①기건(肌腱)·근막(筋膜)이 모여 회합하는 곳의 의미로 『素問·痿論』에서는 "宗筋弛張, 發爲筋痿."이라고 하였다 ②남자의 음경을 의미하는 것으로 『素問·厥論』에서는 "前陰者, 宗筋之所聚."라고 한 것처럼 간은 근을 주관하므로 종근 역시 간의 주재를 받는다.
192) 筋痿不能久立. 『素問·五常政大論』

『석실비록(石室秘錄)』에서 "사람이 만약 근육이 땡기거나 연축(攣縮)되면 척추가 구부러져 설 수 없다. 구부릴 수도 펼 수도 없는 자는 모두 근병(筋病)이다."라고 한 것과 같다.

운동을 주관한다.

전신의 관절이 근의 이완과 수축에 의존하여 자유롭게 부앙(俯仰)·굴신(屈伸)활동을 하는 것은 근맥(筋脈)의 운동을 주관하는 생리기능에 근거한다. 근의 크기·강약·위치가 각기 다르므로 근의 정상운동은 전적으로 여러 근의 협조에 의해서 이루어진다. 힘을 잘못 쓰거나 지나치게 써서 근육이 손상되면 관절운동에 영향이 미친다. 간병이 근에 영향을 미치거나 한(寒)·습(濕)·열(熱) 등 외사(外邪)가 직접 근맥(筋脈)에 침입하면, 근이 운동을 주관하지 못하므로 근맥이 연급(攣急)하거나 혹은 이완되어 지체(肢體)의 부앙(俯仰)·굴신운동이 순조롭지 않게 된다. 이를 『내경』에서는 "습사(濕邪)의 침입을 받으면 머리가 무엇으로 싸맨 듯이 무거워진다. 습열(濕熱)을 제거하지 못하면 대근(大筋)은 수축하여 짧아지고, 소근(小筋)은 이완되어 늘어지는데, 오그라들면 근육이 땅겨서 펴지지 않고 늘어지면 힘이 없어진다."[193]라고 하였다. 또한 "무릎은 근(筋)의 부(府)이다. 굴신(屈伸)을 마음대로 못하고, 쭉 펴고 걷지 못하고 구부정하게 걷게 되면 장차 근육이 마비되는 병이 생길 것이다."[194]라고 하였다.

(2) 근(筋)과 장부경락의 관계

근(筋)과 간(肝)

『내경』에서 "간(肝)은 근에 합(合)하며"[195], "위(胃)로 섭취된 음식물에서 얻어진 정미(精微)물질의 일부는 간장에 분포하며, 간장은 이로써 근맥(筋脈)에 자양을 준다."[196]고 하였다. 간혈(肝血)이 충실하면 근맥(筋脈)은 충분한 자양을 얻어 정상적인 생리활동을 유지한다. 노년이 되면 간혈이 부족하여 근맥(筋脈)이 영양을 받지 못하므로 동작이 느려진다. 병리적으로 근맥(筋脈)에 나타나는 추축(抽搐)·구련(拘攣)·전동(顫動) 등은 간(肝)과 관련된다.

---

193) 因于濕, 首如裹, 濕熱不攘, 大筋軟短, 小筋弛長, 軟短爲拘, 弛長爲痿. 『素問·生氣通天論』
194) 膝者筋之府, 屈伸不能, 行則僂俯, 筋將憊矣. 『素問·脈要精微論』
195) 肝者, 筋之合也. 『靈樞·經脈』
196) 飮氣入胃, 散精于肝, 淫氣于筋. 『素問·經脈別論』

근(筋)과 경락(經絡)

십이경근(十二經筋)은 십이경맥이 근육에 연속된 체계로 그 주행방향과 분포규율이 기본적으로 십이경맥(十二經脈)과 일치한다. 그러므로 근(筋)과 경맥(經脈)은 생리기능 활동에서 밀접한 관련이 있다. 『내경』에서는 "경맥(經脈)은 기혈(氣血)을 운행시킴으로써 인체의 내부와 외부를 영양하고 근골을 유양(濡養)하며 관절의 활동을 원활하게 한다.…… 혈맥이 조화로우면 경맥이 원활하게 운행하여 체내 외를 유양하므로 근골이 튼튼하고 힘이 있으며 관절활동이 원활해진다."[197]고 하였다.

4) 골(骨)

골은 인체를 구성하는 버팀목으로, 인체는 많은 연골덩어리와 경골에 근육이 연결되어 전체적인 골격 구조를 형성한다. 연골은 비교적 연한 골질(骨質)이며, 경골은 골질이 굳고 단단하여 지탱하는 힘이 강한 골체(骨體)이다. 골에는 골강(骨腔)이 있고 내부에 골수(骨髓)가 차 있으므로 "골(骨)은 수(髓)의 집이다."[198]라고 하였다. 둘 혹은 둘 이상의 골괴(骨塊)가 연접함으로써 활동기능이 유지되도록 하는 기관을 관절이라 한다. 골격(骨骼)은 관절이 연접하여 조성한 골격체계이다. 『영추(靈樞)·골도(骨度)』에서 골격의 명칭·형태·크기·길이·수량 등에 대해 비교적 상세히 서술하였다. 의학의 끊임없는 발전으로 골격의 명칭과 수량에 대한 고금(古今)의 설은 현대와 일치하지 않는다. 다만 총괄적으로 보면 고대(古代)에 이른바 365골절은 경골·연골·종자연골(sesamoid cartilage) 및 관절 등을 포괄한다. 인체의 골질은 연령에 따라 변화하며 영유아기에는 연골이 비교적 많고, 연령이 증가함에 따라 점차 경화(硬化)한다. 노년기에는 골질이 경화하여 탄성이 부족해진다.

(1) 골(骨)의 생리기능

골의 성질은 견고하고 강하므로 "골위간(骨爲幹)"[199]이라 하였다. 골격은 인체를 구성

---

197) 經脈者, 所而行血氣, 而營陰陽, 濡筋骨, 利關節者也……是故血和則經脈流行, 營復陰陽,
    筋骨勁强, 關節淸利矣. 『靈樞·本藏』
198) 骨者髓之府. 『素問·脈要精微論』
199) 『靈樞·經脈』

하는 기본윤곽이며, 신체를 지탱하고 내장을 보호하는 조직기관으로 생명활동을 유지하는 중요조직이다. 또한 골격이 조성하는 관절은 지체운동(肢體運動)의 지렛대이다. 병리 상태에서 골(骨)의 손상은 육(肉)과 근(筋)에 파급되어 지체(肢體)의 운동기능에 영향을 미치고, 심하면 내장조직기관의 기능적 활동에도 영향을 준다.

(2) 골(骨)과 장부(臟腑)·경락(經絡)의 관계

골(骨)과 신(腎)

인체의 골격은 골수의 영양에 의존하며, 골수는 신정(腎精)에 의해 화생(化生)하므로 "신(腎)은 골(骨)을 주관하고, 골수(骨髓)를 생산한다."[200]고 하였다. 골격의 생장·발육·은 신정(腎精)의 자양에 의존한다. 신정이 충족하면, 골수가 충만해지고 골격이 건강해지며 신체의 활동이 경쾌하고 힘이 있게 된다. 반대로 신정(腎精)이 부족하여 골수(骨髓)가 부족하면 골격의 발육이 불량해져 소아의 숫구멍이 늦게 닫히며 골이 연하고 무력해진다. 노년이 되어 신기(腎氣)가 점차 쇠약해지면 골이 골수의 영양을 받지 못하므로 골질이 허약해지고 쉽게 부러지며, 골이 상한 후에 쉽게 회복되지 않는다. 『내경』에서 "신(腎)에 열(熱)이 있으면 요척(腰脊)을 움직일 수 없으며 골수(骨髓)가 점차 고갈(枯竭)되어 골위(骨痿)가 발생한다."[201]고 하였고 "억지로 힘을 쓰면 신기(腎氣)가 상하여 허리의 척골(脊骨)이 손상된다."[202]고 하였다. 모두 신(腎)이 손상되면 골에 영향이 미치는 것을 설명한 것이다.

"치아는 골의 잉여분"이므로 치아와 골격은 영양을 흡수하는 근원이 같고, 신정(腎精)의 자양(滋養)에 의존하여 생장한다. 임상에서 소아의 치아가 늦게 자라거나 성인의 치아가 일찍이 흔들리며 빠지는 현상은 모두 신정(腎精)의 부족과 밀접한 관계가 있다. "신주골(腎主骨)"의 이론에 근거하여 신을 보(補)하는 방법으로 골격(骨骼) 및 치아(齒牙)를 치료하면 좋은 효과를 거둘 수 있다.

---

200) 腎主骨, 腎生骨髓.『素問·宣明五氣篇』·『素問·陰陽應象大論』
201) 腎氣熱則腰脊不擧, 骨枯而髓減, 發爲骨痿.『素問·痿論』
202) 因而强力, 腎氣內傷, 高骨乃壞.『素問·生氣通天論』

5) 맥(脈)

맥과 심·폐와의 관계는 매우 밀접하다. 심이 혈맥을 주관하고 혈행을 추동하는 기능을 한다. 혈액이 맥중을 정상적으로 운행하는 것은 모두 심의 양기의 추동에 의한 것이다.

(1) 맥(脈)의 생리기능

맥의 생리 기능은 크게 혈기를 운행하는 작용과 혈행을 약속하는 작용으로 설명된다. 맥은 기혈을 실어 나르며 수곡의 정미를 수송하여, 안으로는 오장육부 밖으로는 사지백해(四肢百骸)까지 전신에 걸쳐 영양을 공급한다. 만약, 이러한 기능이 부족해지면 혈행이 원활하지 못해 어혈을 형성하게 된다. 또한, 맥은 혈행을 약속(約束)해서 혈액의 일탈을 방지하고 혈류가 일정방향으로 흐를 수 있도록 조절하는 작용을 한다. 만약, 화열사기(火熱邪氣)나 기허(氣虛) 등으로 맥도(脈道)가 손상되면 출혈이 나타나게 된다.

(2) 맥(脈)과 장부(臟腑)·경락(經絡)의 관계

맥과 심·폐(心肺)와의 관계는 매우 밀접하다. 심장이 혈맥을 주관하고 혈행을 추동(推動)하는 기능을 한다. 혈액이 맥중을 정상적으로 운행하는 것은 모두 심의 양기의 추동에 의한 것이다. 백맥(百脈)은 모두 폐에 조회(朝會)한다. 전신의 혈액이 백맥을 통해 폐에 모이고 폐의 선발·숙강작용을 통해 전신으로 분포된다. 폐는 심이 혈맥을 주관하고 혈행을 추동하는데 보조적인 역할을 수행함을 의미한다. 그러므로 "심폐는 맥기를 주관한다."[203]고 하였다. 이렇듯 맥은 심의 추동과 폐의 선포(宣布)작용에 의하여 혈액을 맥 중으로 흐르게 하고 기혈의 순환운행을 완성한다.

---

203) 心肺在上,, 主脈氣也.『普済方·臟腑總論』

제2절 관규(官竅)

1. 관규의 개념

"관(官)"과 "규(竅)"의 개념은 약간의 차이가 있다. 관(官)은 유기체에서 외계와 직접적으로 상통하는 특정한 기능을 하는 기관으로 이(耳)·목(目)·구(口)·비(鼻)·인후(咽喉)가 이에 속한다. 규(竅)는 공혈(孔穴)·묘규(苗竅)의 뜻으로 인체와 외계를 연결하는 문호, 창문으로 유기체의 생리와 병리상태를 반영하는 창구이다. 고대(古代)에 "오관(五官)"·"칠규(七竅)"·"구규(九竅)" 설이 있다. 오관은 이(耳)·목(目)·구(口)·비(鼻)·설(舌)을 가리키며, 칠규(七竅)는 구(口)·비(鼻)·설(舌)에 두 귀와 두 눈을 더한 것이고, 구규(九竅)는 칠규(七竅)에 전(前)·후음(後陰)을 더한다. 관습상 오관은 규(竅)라고도 하지만, 전음(前陰)·후음(後陰)은 규(竅)라고만 하지 관(官)이라 하지 않는다.

2. 관규의 기능 및 장부·경락과의 관계

관규(官竅)는 인체와 외계를 연결하는 중요한 기관이며, 오장을 중심으로 하는 기능체계와 밀접한 관계가 있다. 『내경』에서 "비(鼻)는 폐의 관이고, 눈(目)은 간의 관이며, 구순(口脣)은 비의 관이고, 설(舌)은 심의 관이며, 이(耳)는 신의 관이다.204)"라 하였고, "북방은 흑색이고 신으로 통하며 이음(二陰)으로 개규한다."205)고 하였다.

외계환경의 각종 변화는 관규(官竅)를 통해 내장에 영향을 주고 내장 기능 활동의 정상여부는 관규에 반영된다. 그러므로 『내경』에서 "오장은 항상 안에서 얼굴의 칠규를 통솔하고 있다. 폐기는 코[鼻]와 통하므로 폐장의 기능이 정상이면 코는 냄새를 분별할 수 있고, 심기는 혀[舌]와 통하므로 심장의 기능이 정상이면 혀는 오미(五味)를 알 수 있으며, 간기는 눈[目]과 통하므로 간장의 기능이 정상이면 눈은 오색을 분별할 수 있고, 비기는 입[口]과 통하므로 비장의 기능이 정상이면 입은 오곡의 맛을 분별할 수 있으며, 신기는

---

204) 鼻者, 肺之官也 ; 目者, 肝之官也 ; 口脣者, 脾之官也 ; 舌者, 心之官也 ; 耳者, 腎之官也. 『靈樞·五閱五使』
205) 北方黑色, 入通于腎, 開竅于二陰. 『素問·金匱眞言論』

귀와 통하므로 신장의 기능이 정상이면 오음(五音)을 분별할 수 있다. 오장의 기능이 비
정상이면 칠규(七竅)가 통창(通暢)할 수 없음을 알 수 있다.”[206]고 하였다. 관규(官竅)는
대부분 유기체가 자연계와 물질교환을 하는 통로이다. 유기체가 필요로 하는 공기 · 물 ·
음식물은 입과 코를 통해 체내로 섭취되며, 유기체의 생리활동과정에서 만들어진 찌꺼기
는 전(前) · 후음(後陰)을 통해 체외로 배설된다.

1) 이[耳]

귀[耳]는 두부의 양측에 있는 인체의 청각기관이며 청양(淸陽)한 기(氣)가 위로 통하는
곳이므로 “청규(淸竅)”에 속한다. 귀의 주요한 생리기능은 청각을 주관하는 것이다. 귀와
전신의 장부경락은 밀접한 관계가 있으므로 이곽(耳廓)[207]에 전신의 장기(臟器) 및 지체
(肢體)의 반응점이 있다. 이혈(耳穴)을 이용하여 각종 질병을 진단하고 치료할 수 있으며
자침(刺鍼) 마취도 할 수 있다. 신은 귀에 개규하고, 심은 귀에 기규(寄竅)한다. 비의 승청
(昇淸)작용은 귀를 자양하고 간담의 기 역시 귀에 영향을 미친다. 그 중 신(腎) · 심(心) 및
부분적으로 귀를 통과하는 경맥과 더욱 밀접한 관계가 있다.

이[耳]와 신(腎)

귀는 신(腎)의 외규(外竅)이며, 신(腎)은 귀의 생리기능을 주관한다. 신(腎)은 정(精)을
저장하는 장으로 오장육부의 정(精)을 받아들여 저장한다. 신에 정이 충만하면 위로 이규
(耳竅)를 자윤(滋潤)하여 청력이 민감해진다. 신정(腎精)이 손상되어 수해(髓海)가 부족하
면 이명(耳鳴) · 이롱(耳聾) 등의 현상이 나타난다. 『내경』에서 “수해(髓海)가 부족(不足)
하면 뇌(腦)가 돌아가는 것 같으며 귀에서 소리가 난다.”[208]라고 한 것과 같다. 노년(老年)
이 되면 신(腎)의 정기(精氣)가 점차 쇠약해지므로 청력도 감소한다.

---

206) 五藏常內閱于上七竅也, 故肺氣通于鼻, 肺和則鼻能知臭香矣 ; 心氣通于舌, 心和則舌能
　　　知五味矣 ; 肝氣通于目, 肝和則目能辨五色矣 ; 脾氣通于口, 脾和則口能知五穀矣 ; 腎
　　　氣通于耳, 腎和則耳能聞五音矣. 五藏不和則七竅不通. 『靈樞 · 脈度』
207) 이(耳)의 외각.
208) 髓海不足, 則腦轉耳鳴. 『靈樞 · 海論』

이[耳]와 심(心)

『내경』에서 "남방의 붉은색이 체내에 들어오면 심(心)이 통(通)하고 귀로 규(竅)를 연다."209)고 하였다. 『증치준승(證治準繩)·잡병(雜病)』에서도 "심의 규(竅)는 혀[舌]에 있다. 혀에는 공규가 없으므로써 귀에 개규를 의존한다. 까닭에 신(腎)은 이규(耳竅)를 주관(主官)하게 되고 심(心)은 이규(耳竅)의 손님이 되는 것이다."라고 하였다. 귀와 심(心)은 생리적으로 연결되어 있다. 신은 귀로 개규(開竅)하고 심은 귀에게 개규를 의존하며, 심(心)은 화(火)에 속하고 신(腎)은 수(水)에 속하며 심화(心火)와 신수(腎水)가 상부상조하면 즉 "청정정명(淸淨精明)한 기(氣)가 위의 청규(淸竅)로 가면 귀가 이것을 받아 청력이 좋아진다."210) 심신(心腎)이 실조(失調)하면, 수화(水火)가 서로 돕지 못하므로 역시 청력이 떨어진다.

이[耳]와 경락(經絡)

귀는 종맥(宗脈)이 모이는 곳이다. 그 중 직접 귀를 순행하는 경맥은 다음과 같다 : 족소양담경·수소양삼초경은 모두 이후(耳後)에서 이중(耳中)으로 들어가 이전(耳前)을 지난다. 족양명위경은 협거(頰車)에서 이전(耳前)으로 상행한다. 수태양소장경은 외안각(外眼角)에서 이중(耳中)으로 들어간다. 족태양방광경은 정수리에서 이상각(耳上角)에 이른다.

귀가 경맥 및 장부 등과 전신에 걸쳐 맺는 광범위한 관계는 이침(耳鍼)으로 질병을 진단 치료하는 근거가 된다.

2) 눈[目]

눈[目]은 즉 안정(眼睛)을 말하며 고대(古代)의 일부 문헌에서 "명문(命門)"이라고도 한 인체의 시각기관이다. 백정(白睛)은 흰자위, 흑정(黑睛)은 검은자위라 하고 흑정(黑睛) 중앙의 둥근 구멍을 동자(瞳子) 혹은 동신(瞳神)이라 하며, 눈의 내각(內角)을 내안각(內眼角), 눈의 외각(外角)을 외안각(外眼角)이라 하고 상하눈꺼풀을 약속(約束)211)이라 하며, 안구(眼球)를 뇌에 연결하는 맥락을 목계(目系)라 한다.

---

209) 南方赤色, 入通于心, 開竅于耳. 『素問·金匱眞言論』
210) 淸淨精明之氣上走淸竅, 耳受之則聽斯聰矣.
211) 약속(約束) : ① 안검(眼瞼) ②괄약근(括約筋)에 해당함. 예) 항문괄약근, 안륜근(眼輪筋)

『내경』에서 "오장육부(五臟六腑)의 정기(精氣)는 모두 눈으로 모여 사물을 보는 작용을
한다."212)하고 "눈은 종맥(宗脈)이 모인 곳이다.213)"라 하는데 이것은 눈과 장부경락의 관
계를 설명한 것이다. 그 중에서도 간 및 부분적으로 눈을 순행하는 경맥과는 더욱 밀접한
관계가 있다.

눈[目]과 간(肝)

간은 혈액을 저장하고 눈은 간혈의 자양(滋養)에 의존하여 시각기능을 한다. 내경에서
"간기는 눈으로 통하는데 간기가 조화로우면 눈으로 오색을 변별할 수 있다."214)고 하였
다. 병리상황에서 간병은 종종 눈에 반영된다. 간음(肝陰)이 부족하면 두 눈이 마르고 거
칠어지며, 간혈(肝血)이 부족하면 야맹(夜盲)이 되거나 시야가 흐려지고, 간경(肝經)에 풍
열(風熱)이 들면 눈이 붉어지고 가려우며 아프다. 간화(肝火)가 상염(上炎)하면 눈이 붉어
지고 부어오르며 아프다. 간양(肝陽)이 상항(上亢)하면 머리가 어지럽고 눈이 침침해지며,
간풍(肝風)이 내동(內動)하면 사시(斜視)가 된다. 이로써 눈과 간의 밀접한 생리 · 병리 관
계를 알 수 있다.

눈[目]과 오장(五臟)

눈은 간과 밀접하게 관계할 뿐만 아니라 오장육부의 정기가 모두 눈으로 흘러들어 가
므로 눈과 오장육부는 내재적으로 연결된다. 『내경』에서 "골(骨)의 정(精)은 동자(瞳子)로
흘러가고, 근(筋)의 정(精)은 검은자위로 흘러가며 혈(血)의 정(精)은 눈의 혈락(血絡)으로
흘러가고, 기(氣)의 정(精)은 흰자위로 흘러가며, 근육의 정(精)은 눈꺼풀로 흘러간다."215)
고 부분적인 눈의 조직과 오장(五臟)의 대응관계를 구체적으로 설명하였다. 여기서 골 ·
근 · 혈 · 기 · 근육은 사실상 신 · 간 · 심 · 폐 · 비의 대명사이므로 눈은 오장병변의 징후
가 된다. 이것을 기초로 후세에 발전한 "오륜(五輪)"학설 성립되었다.

---

212) 五臟六腑之精氣, 皆上注于目而爲之精. 『靈樞 · 大惑論』
213) 目者, 宗脈之所聚也. 『靈樞 · 口問』
214) 肝氣通于目, 肝和則目能辨五色矣. 『靈樞 · 脈度』
215) 骨之精爲瞳子, 筋之精爲黑眼, 血之精爲絡, 氣之精爲白眼, 肌肉之精爲約束 『靈樞 · 大
　　惑論』

눈[目]과 경락(經絡)

눈과 장부는 주로 경락에 의존하여 유기적으로 연결되므로, 장부의 정기가 눈으로 흘러가서 눈이 필요로 하는 영양을 공급할 수 있고, 눈과 전신의 활동이 통일되어 정상적인 생리기능이 이루어질 수 있다.

눈을 순행하는 경맥은 다음과 같다. 족태양방광경은 내안각(內眼角)의 정명혈(睛明穴)에서 시작한다. 족소양담경은 외안각(外眼角)의 동자료혈(瞳子髎穴)에서 시작한다. 수소음심경의 지맥(支脈)은 목계(目系)에 연결된다. 족궐음간경은 목계(目系)에 이어지며, 수소양삼초경의 지맥(支脈)은 외안각에 이른다. 수태양소장경은 내안각에서 끝난다. 기경팔맥(奇經八脈)의 하나인 독맥의 한 지류(支流)는 내안각에 족태양(足太陽)과 결합한다. 임맥은 얼굴을 따라 눈으로 들어가고, 음교맥은 내안각의 정명혈에 이어지며, 양교맥은 내안각에 이른다.

이상으로 보건대, 눈에 경락이 빈틈없이 분포함을 알 수 있다. 그러므로 『내경』에서 "모든 경맥은 다 눈으로 연결된다."[216]고 하였다.

3) 코[鼻]

명당이라고도 하는 '코'는 얼굴의 중앙에 융기해 있으며 이마에 이어져 있는 상단을 콧대 혹은 "산근(山根)"·"왕궁(王宮)"이라 한다. 전면하단의 코끝을 비준(鼻準)이라 하는데 "준두(準頭)"·"면왕(面王)"이라고도 한다. 비준(鼻準) 양쪽에 원형으로 융기한 부분을 비익(鼻翼)이라 한다. 코의 하부(下部)에 있는 두 구멍은 비공(鼻孔)이며, 콧대에서 비준(鼻準)까지의 돌기(突起)한 콧마루를 비량(鼻梁) 혹은 "천주(天柱)"라고 한다. 비공(鼻孔)의 내부에는 비모(鼻毛)가 있으며 비공(鼻孔)의 안쪽 깊은 곳을 비수(鼻隧)라 한다. 코의 생리기능은 후각을 관리하는 것이며, 기체가 출입하는 문이다.

코[鼻]와 폐(肺)

코는 기체가 출입하는 통로로써 폐에 직접 연결되므로 코를 폐(肺)의 규(竅)라 한다. 코의 통기(通氣)와 후각작용은 폐기의 작용에 의존한다. 폐기가 널리 퍼져 소통되면 호흡이

---

216) 諸脈者皆屬于目. 『素問·五藏生成論』

순조롭고, 비규(鼻竅)가 소통하면 냄새를 맡을 수 있다. 병리상, 폐부의 질병은 왕왕 코와 입으로 들어오는 외사에 의해서 유발된다. 임상에서 비규(鼻竅)의 질병을 치료할 때, 항상 폐에 주의하여 변증(辨證)한다.

코[鼻]와 뇌(腦)

코는 족태양방광경 · 독맥경 및 뇌와 상통하므로 코와 뇌(腦)는 생리적으로 밀접하게 관련을 갖는다. 『경악전서(景岳全書)』에서 "코의 산근(山根)이상은 태양경(太陽經)과 독맥(督脈)에 이어져 뇌(腦)에 통한다."라고 하였다. 그러므로 임상에서 코 부위의 질환은 시일이 지남에 따라 뇌에 영향을 미치고, 뇌부(腦部)의 병변도 코에 영향을 미쳐 후각이 감퇴하고 탁한 콧물이 흐르게 된다.

코[鼻]와 경락(經絡)

코를 순행하는 경맥은 다음과 같다.

족양명위경은 비익(鼻翼)의 측면에서 시작하여 비근부(鼻根部)로 상행하였다가 코의 외측을 따라 하행하여 상측의 잇몸으로 들어간다. 수양명대장경의 지맥(支脈)은 인중(人中)에서 좌우교차하며, 콧구멍의 양측에 분포한다. 족태양방광경은 내안각(內眼角)에서 시작하여 이마로 상행한 다음 정수리에서 교회(交會)한다. 수태양소장경의 지맥은 협부(頰部)에서 비방(鼻傍)을 지나 내안각에 이른다. 독맥은 이마의 정중을 따라 비골(鼻骨)로 하행하여 코끝에 이르렀다가 윗입술로 간다. 임맥 · 양교맥은 직접 코의 측부를 순행한다.

코의 생리 · 병리변화는 상술한 경맥과 일정한 관계가 있다.

4) 입[口] · 설(舌)

입[口]은 입술[脣] · 치아[齒] · 혀[舌] · 인후(咽喉)를 포괄한다. 엄격히 말하면, 혀는 공규(孔竅)가 아니며 입에 종속되나 중국의 역대문헌에서 모두 관규(官竅)의 하나로 일컬었다. 입과 혀는 생리기능상 서로 관련되므로 "입은 신체의 문(門)이며, 혀는 심(心)의 관(官)으로써 오미(五味)를 맛보아 오장에 퍼뜨린다."[217]고 하였다.

입과 혀의 중요한 생리기능은 수곡(水穀)을 받아들이고, 오미(五味)를 분별하며 진액을

---

217) 口爲身之門, 舌爲心之官, 主嚐五味, 以布五臟焉. 『世醫得效方』

분비하고 곡식을 갈며, 음성을 내는 것이다. 『내경』에서 "입술은 음성이 나오는 문과 같고, 혀는 음성이 나오는 곳이다."[218] 한 것과 같다.

입[口]·혀[舌]와 심(心)·비(脾)

비(脾)는 입을 주관하며 심(心)은 혀를 주관하고, 혀는 심(心)의 묘(苗)이며 비(脾)의 외적징후이다. 비기(脾氣)가 건실(健實)하면, 식욕이 왕성하고 곡식에서 향기를 느낀다. 비(脾)의 운화기능이 정상이면, 진액(津液)이 구강(口腔)으로 흘러 들어가 입술이 붉어지고 윤택해지며, 혀 밑의 금진(金津)·옥액(玉液) 두 혈(穴)이 진액을 분비하여 소화를 돕는다. 비(脾)가 운화하지 못하면 식욕이 부진하여 맛을 느끼지 못하고 비에 습열이 있으면 구첨(구첨)[219] 등이 나타난다. 비는 근육을 주관하고 "입술과 혀는 근육의 본(本)"[220]이므로, 임상에서 입술과 혀로 비(脾)에서 발생한 병변의 예후를 진단한다. 『내경』에서 "비(脾)는 전신을 보호하며, 음식물의 정미(精微)를 전신의 각부에 수송하여 영양을 유지케 한다. 입술과 혀의 좋고 나쁨을 보면 비병(脾病)의 길흉(吉凶)을 알 수 있다."[221]라고 한 것과 같다.

혀는 심(心)의 묘(苗)이며 심기(心氣)는 혀로 통하므로 심기(心氣)가 건실(健實)하면 혀가 건강하여 오미(五味)를 분별할 수 있다. 심혈(心血)이 부족하면 설질(舌質)이 담박(淡薄)하고 윤택하지 않으며, 심혈(心血)이 어체(瘀滯)되면 설질(舌質)이 암자색이 되거나 반상출혈(斑狀出血)이 발생한다. 심화(心火)가 극성하거나 심음(心陰)이 손상되면, 구설(口舌)에 부스럼이 생기므로 고서(古書)에서는 "설(舌)은 심(心)이 주관하는데 심장(心臟)에 열(熱)이 있으면 창(瘡)이 생기며 혀가 갈라지고 입술이 들리고 붉어진다."[222]고 하였다. 또한 심(心)이 신지(神志)를 주관하는 기능에 이상이 생기면 실어(失語)·섬어(譫語) 등의 병변이 발생하는데, 이러한 현상은 혀와 심(心)이 생리·병리상 내재적으로 연결됨을 설명한다.

입과 혀는 심(心)과 비(脾)와 밀접하게 관계할 뿐 아니라 전신의 장부와 연결되므로 당용천(唐容川)은 "장부의 기는 입으로 나와 혀에 대부분 안착(安着)하므로 설태(舌苔)를 살

---

218) 口脣者, 音聲之扇也, 舌者, 音聲之機也. 『靈樞·憂恚無言』
219) 구첨(口甛) : 입안에서 단맛이 나는 병증. 대부분 비위에 습열이 있기 때문이다. 평소 달고 기름진 음식을 좋아해서 발병한 소갈병 환자에게서 볼 수 있다.
220) 脣舌者肌肉之本也. 『靈樞·經脈』
221) 脾者, 主爲衛, 使之迎粮, 視脣舌好惡, 以知吉凶. 『靈樞·師傳』
222) 舌主心, 藏熱卽應舌生瘡裂破, 脣揭赤. 『外臺秘要·卷二十二』

펴봄으로써 장부의 제병(諸病)을 진단할 수 있다."고 하여 설태가 위기(胃氣)의 성쇠를 반영하는 것으로 비위(脾胃)의 상태를 밖으로 들어내는 외후(外候)임을 설명하였다. 또한 혀의 특정부위를 특정한 장부에 분속(分屬)시켜 장부의 병변을 파악하였다. 예를 들면, 혀의 끝은 심폐(心肺)에, 혀의 중간은 비위(脾胃)에, 혀의 양옆 가장자리는 간담(肝膽)에, 혀뿌리는 신(腎)에 소속 시키고 이들 부위에 나타나는 현상을 보고 병변을 진찰한다. 그러므로 "망설(望舌)"은 "침뜸진단학"의 중요한 기초이론이 된다.

입[口] · 혀[舌]와 경락(經絡)

구설(口舌)은 경락과 밀접하게 연관된다. 수양명대장경은 입의 양측을 순행하여 하치(下齒)로 들어가며, 족양명위경은 상치(上齒)로 들어가 입의 양측으로 나와 입술을 돈다. 족궐음간경의 지맥(支脈)은 뺨 속으로 흘러 입술 속으로 돌며, 독맥은 하행하여 은교(齦交)에 이르고, 임맥 · 충맥은 인후(咽喉)를 지나 상행하여 입술을 돈다.

혀 역시 많은 경맥과 연결된다. 예를 들면, 수소음심경의 별락(別絡)은 설본(舌本)에 연결되고, 족태음비경은 설본(舌本)에 이어지며, 설하(舌下)에 분포한다. 족궐음간경의 지맥(支脈)은 입술의 내부를 돌며, 족소음신경은 목구멍을 지나 설본(舌本)의 양측을 순행하고 족태양방광경의 경근(經筋)은 설본(舌本)에 연결된다. 혀는 경락(經絡)을 통해 전신의 장부(臟腑)와 연결되고 장부의 병변도 경락을 통해 설상(舌象)에 반영된다.

5) 인후(咽喉)

인후는 입과 폐위(肺胃)를 연결하는 통로로써 전부(前部)는 설본(舌本)에 연결되어 치(齒)·악(齶)·순(脣)과 결합하여 구(口)를 형성하는데 하부로 후두개를 사이에 두고 기도(氣道)에 이어져 성문(聲門)과 결합하는 부분을 목구멍이라 하며, 이 부분은 폐와 통하므로 폐계에 소속되고 식도에 이어지는 부분은 위(胃)를 직관(直貫)하여 위강(胃腔)의 통로가 되므로 위(胃)에 소속된다. 인후의 중앙에 있는 목젖은 음성의 관문이다.

인후는 인체의 중요한 기관으로 두 가지 생리기능을 한다. 첫째로 호흡을 하고 발성한다. 인후는 청기(淸氣)와 탁기(濁氣)가 출입하는 문호로써 호흡이 이루어지는 곳이다. 발성은 목구멍·후두개·입술·혀·목젖 등의 종합작용이며, 그 중 목구멍·후두개·목젖은 인후의 구성부분이므로 인후는 주요 발성기관이다. 둘째로 음료와 곡물의 통로이다. "인(咽)은 위(胃)의 계통(系統)"이므로 음식물은 입으로 들어가 혀 아래의 금진(金津)·옥액(玉液)이 분비한 타액에 의해 조윤(調潤)되어 인(咽)의 탄인작용(呑咽作用)을 거쳐 식도를 따라 위로 곧장 내려간다.

『유문사친(儒門事親)』에서 "인(咽)과 후(喉), 후두개(喉頭蓋)와 설(舌), 사자(四者)는 모두 일문(一門)에 있으나 그 작용은 각각 다르다. 후(喉)는 기(氣)를 살피는 작용으로 후기(候氣)는 하늘에 통하고 인(咽)은 음식물을 삼키는 작용이므로 인기(咽氣)는 땅에 통한다. 후두개는 후(喉)를 상하로 나누어 개합(開闔)을 관리한다. 음식이 내려오면 받아들인 다음 닫고, 기(氣)가 올라가면 내보내면서 열린다. 사자(四者)는 상호작용하며 하나가 부족하면, 음식을 먹지 못하므로 죽는다."고 한 것과 같다.

인후(咽喉)와 장부경락(臟腑經絡)의 관계

인후(咽喉)와 폐위(肺胃)

상술한 바와 같이 인(咽)은 위계(胃系)에 이어지고 후(喉)는 폐계(肺系)에 속한다. 그 생리적 연관에 대하여 정매간(鄭梅澗)[223]은 "인후(咽喉)는 폐위(肺胃)의 상부(上部)에서 작

---

223) 정매간(鄭梅澗) : 1727~1787년. 청대의 후과(喉科) 명의. 매간(梅澗)은 호(號)이고 이름

용한다. 인(咽)은 탄인(吞咽)이며 수곡(水穀)의 통리(通利)를 주관하므로 위계(胃系)이고 위기(胃氣)의 통로이다. 후(喉)는 공허(空虛)하며 호흡에 관여하여 호출(呼出)·흡입(吸入)하므로 폐(肺)의 통로가 된다. 그러므로 인체에서 인후는 가장 중요한 기관이다."라고 하였다.

인후(咽喉)와 경락(經絡)

인후를 순행하는 경락에는 다음과 같은 것이 있다. 수태음(手太陰)과 수양명(手陽明)의 경별은 목구멍을 순행하며, 족양명경(足陽明經)의 지맥(支脈)은 인영(人迎)으로 하행하여 목구멍을 순행한다. 족태음경(足太陰經)은 인후의 양측을 순행하여 설근(舌根)에 이어지며, 수소음경(手少陰經)의 지맥(支脈)은 위로 인후의 양측을 순행하고, 수태양경(手太陽經)은 인후를 순행하여 횡격막으로 내려간다. 족소음경(足少陰經)의 직행(直行)하는 맥(脈)은 목구멍을 순행하며, 수궐음(手厥陰)의 경별(經別)은 상행하여 목구멍을 순행한다. 족소양(足少陽)의 경별(經別)은 상행하여 인후의 양측을 순행하며, 족궐음경(足厥陰經)은 목구멍을 순행하여 항상(頏顙)224)으로 들어간다. 기경팔맥의 독맥은 아랫배를 지나 직상하여 인후로 들어가며, 임맥은 인후로 가고, 충맥의 상행하는 지맥(支脈)은 인후의 상부와 비도(鼻道)로 나오며 음교맥은 인후로 가서 충맥과 교차한다. 그러므로 이들 경맥이 병사의 침입을 받으면, 그 영향이 인후까지 파급되며, 인후가 병사의 침입을 받으면 역시 경맥을 통해 관련된 장부에까지 영향이 미친다.

6) 전음(前陰)·후음(後陰)

전음·후음을 합하여 이음(二陰)이라 한다. 전음은 남녀 외생식기 및 요도의 총칭이다. 남성의 전음은 음경·음낭·고환을 포함하고 여성의 전음은 음문(陰門)·요공(尿孔)을 포함한다. 후음(後陰)은 항문 혹은 "백문(魄門)"이라 한다.

이음의 생리기능은 전음(前陰)은 배뇨·생식기관이고 후음(後陰)은 대변 배설기능이다.

은 정굉강(鄭宏綱)이다. 저서로는 중루옥약(重樓玉鑰)이 있는데, 이 책에서는 인후의 생리·병리·변증·예후를 논술하였다.
224) 항상(頏顙) : 인부(咽部) 위쪽의 상악동(上顎洞)과 비(鼻)가 통하는 부위. 즉 연구개(軟口蓋)의 뒷부분을 가리킨다.

이음(二陰)과 신(腎)

신(腎)은 이음(二陰)으로 개규(開竅)하며 이음(二陰)의 생리기능은 주로 신(腎)의 통제를 받는다. 신과 전음(前陰)의 관계는 주로 배뇨와 생식기능 두 방면에 나타난다. 소변의 형성은 신이 수액을 주관하는 기능과 관계가 있으며, 전음은 소변이 배설되는 통로이고, 전음의 배뇨기능은 신의 기화를 주관하고 개합을 관장하는 작용에 의존한다. 습열(濕熱)이 신에 맺히면 기화가 순조롭지 못하므로 요도에 삽통(澁痛)을 느끼고, 요의(尿意)가 빈번해진다. 전음의 생식기능 역시 신의 기능에 의존하며, 신이 저장한 정(精)에 의해 화생(化生)된 천계(天癸)는 인체가 생식기능을 유지하는 데 필요한 기본물질이다. 천계(天癸)가 성숙함에 따라 인체의 생식기관인 전음도 점차 성숙하여 생식기능을 갖추게 된다. 성기능의 정상여부는 신정(腎精)의 성쇠와 밀접하게 관련된다. 임상에서 양위(陽萎)는 대부분 신기(腎氣)의 쇠약에 기인하고, 양강(陽强)·조루(早漏)는 신(腎)의 상화(相火)가 지나치게 항진되어 발생한다.

신과 후음의 관계는 주로 대변배설에서 나타난다. 대변의 배설은 대장·비위의 기능과 관련되나 신양(腎陽)·신음(腎陰)과도 관계가 있다. 신양이 충실하면 비양(脾陽)이 건운(健運)하고 대장이 정상적으로 전화(傳化)하며, 신음이 충실하면 대장이 자윤(滋潤)되므로 상쾌하게 배변할 수 있다. 반대로 신양이 부족하면 비양도 허해져 운화를 못하므로 오경설(五更泄) 혹은 허한하리(虛寒下痢) 등이 나타난다. 한편, 신양이 부족하면 진액을 증화(蒸化)하여 장도(腸道)를 자윤(滋潤)하지 못하며 신음(腎陰)이 손상되어도 대장을 자윤(滋潤)하지 못하므로 모두 장도가 건조해져서 변비에 걸린다. 고서(古書)에서는 "변비는 신병(腎病)이다. 경(經)에서 이르길 북방의 흑수(黑水)가 신(腎)으로 흘러가서 이음(二陰)으로 개규(開竅)하므로, 신(腎)이 오액(五液)을 주관하여 진액이 충분하면 배변이 순조롭다."[225]고 설명하였다.

전음(前陰)과 간(肝)

족궐음간경은 대퇴의 내측을 순행하여 음모(陰毛)로 들어가 음기(陰器)를 돈다. 간이 근(筋)을 주관하므로 종근(宗筋)이 맺히는 곳인 전음(前陰)의 생식기능은 간과 관계가 있다. 간(肝)에 병이 있으면, 남자는 양위(陽萎)·활정(滑精), 여자는 백대(白帶)등의 병변이

---

225) 大便秘結, 腎病也. 經曰 ; 北方黑水, 入通于腎, 開竅于二陰, 蓋以腎主五液, 津液盛則大便調和. 『雜病源流犀燭』

발생한다. 한편 여자의 월경, 남자의 정액배설은 간(肝)이 혈(血)을 저장하고 소설을 주관하는 기능과 관계가 있다. 간혈(肝血)이 부족하면 월경이 줄어들고 간화(肝火)가 항진하면 여자의 경우 월경이 많아지고 남자의 경우 조루(早漏)·유정(遺精) 등의 병변이 발생한다. 간이 소설(疏泄)하지 못하면 경기(經期)가 불규칙해져, 남자는 발기하지 못한다. 이와 같이 생식기능장애는 간(肝)과 관계가 있다.

후음(後陰)과 비(脾)

비(脾)는 운화(運化)를 주관하므로 음식물은 비에 의해 소화·흡수된다. 그 정미(精微)는 전신에 흩어지고, 찌꺼기는 장으로 수송된 다음 대장에 의해 전도되어 후음(後陰)을 통해 체외로 배설된다. 비(脾)는 청기(淸氣)를 상승시키는 생리적 특성을 갖고 있으므로 "비기(脾氣)가 상승하면 건강해진다." 비허(脾虛)하여 오랫동안 설사하고, 비(脾)가 승청(昇淸)하지 못하면 중기(中氣)가 하함(下陷)하므로 탈항 혹은 대변실금 등의 증상이 나타난다. 후음(後陰)과 비(脾)의 기능이 밀접하게 관계함을 알 수 있다.

이음(二陰)과 경락(經絡)

전음(前陰)을 순행하는 경락은 다음과 같다. 족궐음간경은 음기(陰器)를 지나며, 족소양담경은 모제(毛際)를 돌고 족양명의 근(筋)은 음기(陰器)에 모이며 족태음경근(足太陰經筋)의 직행하는 분지(分支)도 음기(陰器)에 모인다. 족소음(足少陰)의 근(筋)은 태음(太陰)의 근(筋)과 함께 상행하여 음기(陰器)에 모이며 족궐음(足厥陰)의 근(筋)도 음기(陰器)에 모인다. 임맥은 중추의 하부에서 시작하여 모제(毛際)로 상행한다. 독맥은 아랫배 밑의 골 중앙에서 시작하여 음기(陰器)에 낙(絡)하며, 여자의 요도구(尿道口)에 이어지고, 남자의 음경(陰經)을 순행하여 회음(會陰)에 이른다. 교맥(蹻脈)은 대퇴의 내측을 순행하여 전음(前陰)으로 들어간다. 이외에도『내경』에서 "전음(前陰)은 종근(宗筋)이 모이는 곳이며, 태음(太陰)과 양명(陽明)이 만나는 곳이다."[226]라고 하였다.

【복습문제】
1) 형체의 기능에 대하여 설명하시오

---

226) 前陰者, 宗筋之所聚, 太陰陽明之所合也.『素問·厥論』

2) 형체와 장부, 경락간의 관계에 대하여 설명하시오

3) 관규와 장부, 경락간의 관계에 대하여 설명하시오

4) 각 장부의 조직기관(오체, 관규)과의 관계에 대하여 설명하시오

부록

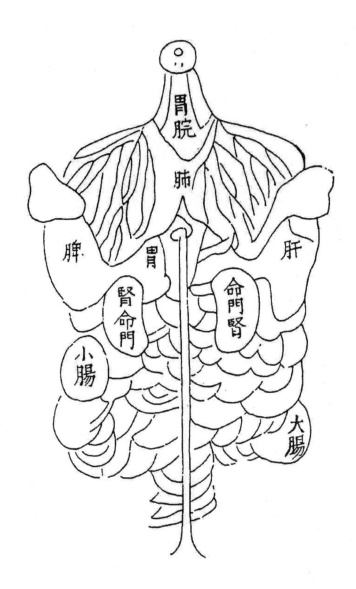

그림-1 『鍼灸大成』 臟腑圖(背面觀)

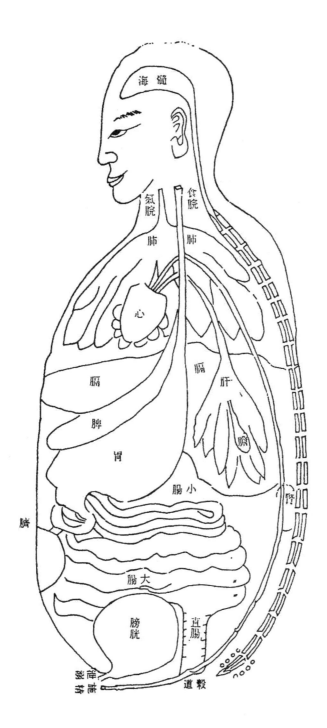

그림-2 『鍼灸大成』臟腑圖(側面觀)

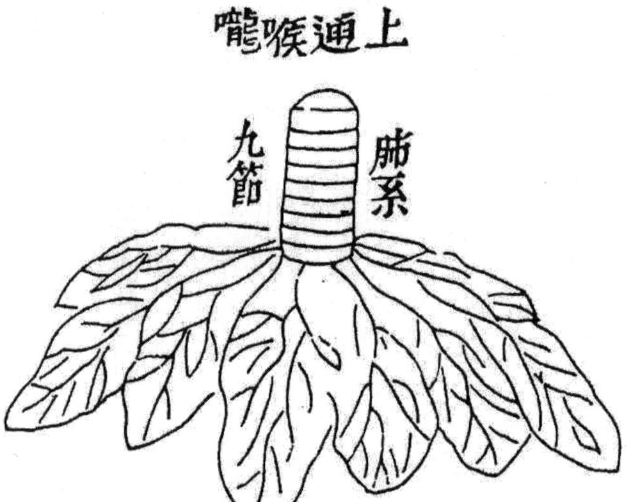

그림-3 『鍼灸大成』肺臟圖

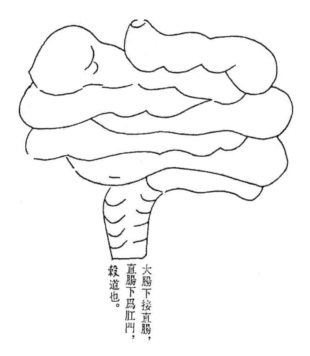

大腸下接直腸，
直腸下爲肛門，
穀道也。

그림-4 『鍼灸大成』 大腸腑圖(背面觀)

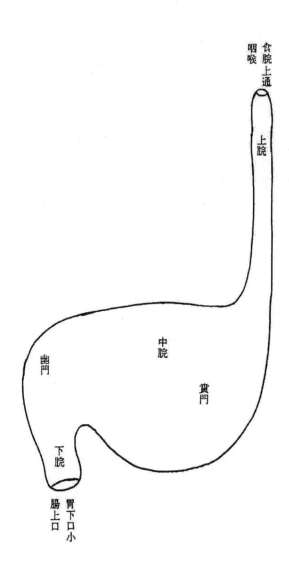

그림-5 『鍼灸大成』胃腑圖

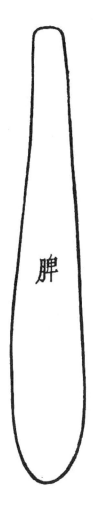

그림-6 『鍼灸大成』脾臟圖

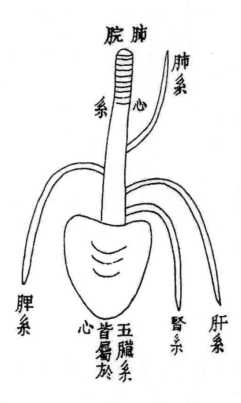

그림-7 『鍼灸大成』心臟圖

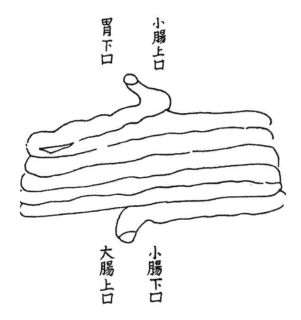

그림-8　『鍼灸大成』小腸腑圖

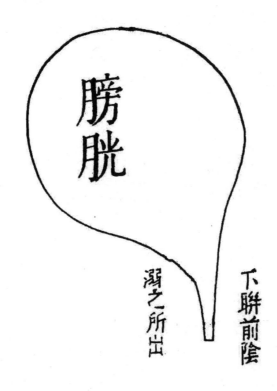

그림-9 『鍼灸大成』 膀胱腑圖

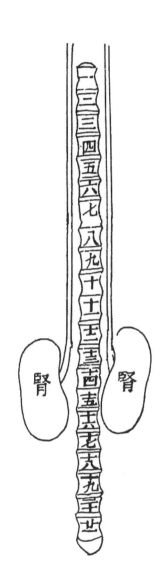

그림-10 『鍼灸大成』腎臟圖

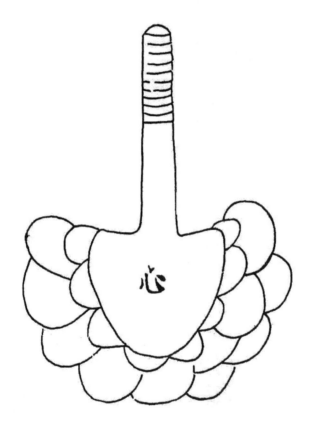

그림-11 『鍼灸大成』心包絡圖

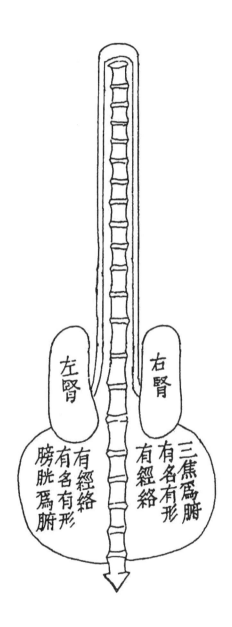

그림-12　『鍼灸大成』三焦腑圖

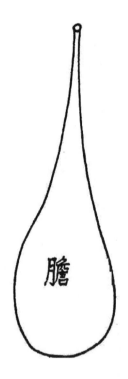

그림-13 『鍼灸大成』膽腑圖

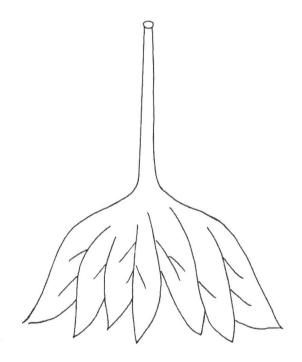

그림-14　『鍼灸大成』肝腸圖

구당 김남수 선생 약력

- 1915년 전남 광산군 하남면 출생
- 부친 김서중(金瑞中)으로부터 형님 김기수(金己洙)와 함께 한학 및 침구학 전수
- 1943년 남수침술원 개원
- 서울맹학교 교과서 제정위원 및 심의위원
- 중국 북경 침구골상학원(현 북경중의약대학) 객좌교수
- 녹색대학원 자연의학과 석좌교수
- 미국 사우스베일로대학교 명예 동양의학 박사(2009)
- 미국 로드랜드대학교 명예 자연치유학 박사(2012)
- 세계침구학회연합회(WFAS) 주석단 집행위원, 교육위원, 침구의사고시위원
- 세계중의약학회연합회(WFCMS) 주석단 집행위원, 국제침구의사고시 한국 대표
- 사단법인 대한침구사협회 입법추진위원장, 봉사단장
- 사단법인 허임기념사업회 설립 이사장
- 대한민국 대통령 표창(2002)
- 국민훈장 동백장 서훈(2008)
- 미국 애틀랜타 리버데일 호스피탈 암센터, 암환자 침뜸시술 임상연구(2009~2010)
- 중국 세계중의약학회연합회 위광탕(御方堂) 중의병원 진료(2011)
- 미국 대통령 버락 오바마 자원봉사상 금상 수상(2012)
- 중국 UN MDGs 새천년개발목표 특별공로상 수상(2013)
- 100세 기념, 5천 제자의 『헌정집』 헌정(2014)
- 미국 사우스베일로대학교 '구당 침뜸' 박사과정 정식 개설(2016)

- 現 전남 장성 구당침술원 원장
- 現 한국정통침구학회 회장, 정통침뜸교육원 원장
- 現 뜸사랑 봉사단 단장
- 現 정통침뜸연구소 소장
- 現 사단법인 효행봉사단 단장
- 現 계간 구당 발행인
- 現 한국정통침구학회 원격평생교육원장
- 現 무극보양뜸 국제연맹(WBMIA) 총재

주요 저서
- 『무극보양뜸』
- 『나는 침뜸으로 승부한다』
- 『뜸의 이론과 실제』
- 『침뜸 이야기』
- 『침구사의 맥이 끊어지면 안 된다』
- 『침구사를 키워 인류를 구해야』
- 『생활침뜸의학』
- 『침사랑 뜸사랑, 아~ 내사랑』
- 『침뜸의학개론』, 『경락경혈학』, 『장상학』, 『병인병기학』,
  『침뜸술』, 『취혈자침실기』, 『침뜸진단학』, 『경락학』 등
- 『針通經絡灸調(나는 침뜸으로 승부한다 중국어판)』
- 『灸治百病(뜸의 이론과 실제 중국어판)』

장상학

초판 인쇄   2003년 1월 14일
초판 발행   2003년 1월 18일
초판 15쇄   2023년 3월 25일

펴 낸 이 | 김 남 수
엮 은 이 | 정통침뜸교육원 교재위원회
펴 낸 곳 | **정통침뜸연구소**
등   록 | 2002년 1월 7일 제6-0587호
주   소 | 서울 동대문구 제기로 93(청량리동) 구당B/D 1층
전   화 | (02) 3295-2332
팩   스 | (02) 964-7999
홈 페 이 지 | **www.chimtm.com**

ISBN 978-89-90255-04-4 04510

정가 15,000원

총판 | 한국출판협동조합 070-7119-1744 경기도 파주시 적성면 적성산단3로 10